KB266089

이너뷰티 리추얼

Inner Beauty Ritual

이너뷰티 리추얼

동양북스

이너뷰티 리추얼

Inner Beauty Ritual

—

80만 뷰티 유튜버 유나가 전하는
진짜 나를 위한 자기관리 습관

UNA(최윤하) 지음

동양북스

오늘 스스로에게 어떤 보상을 했나요?

30대 중반까지 나는 평범한 회사원이었다. 20대에는 영어 강사로 활동하며 나름 인기를 얻었지만, 마음 한구석에는 늘 화장품 개발에 대한 미련이 남아 있었다. 결국 뒤늦게 늦깎이 신입사원으로 화장품 회사의 상품기획부에 입사하였고, 10년 넘게 화장품 기획과 개발 현장을 누비며 일을 했다. 하지만 현실은 늘 뜻대로만 흘러가지는 않았다.

모든 일이 상상만큼 멋지게만 돌아가면 얼마나 좋을까….

하고 싶은 일을 한다고 해서 매일이 만족스럽지는 않았다. 일하는 동안 스스로를 '운이 좋은 사람'이라 여기며 애써 마음을 다잡았지만, 시간이 흐를수록 회사에서의 나는 점점 감정과 멀어졌다. 정해진 시스템 안에서 자동으로 움직이는 존재처럼 말이다. 아침은 손에 잡히는 대로 급히 때우기 일쑤였고, 점심과 저녁은 하루치 스트레스를 보상받기 위해 자극적이고 입이 즐거운 음식으로 채웠다. 연차가 쌓이고 월급이 오를수록 나는 그 보상에 더 집착했고, 모두 나 자신에게 돌려야 한다는 생각에 깊이 빠졌다.

'아… 서럽다. 뭐라도 사야 속이 풀리겠는데?'

힘든 업무를 버티게 해준 유일한 위로는 값비싼 물건을 소비하는 일이었다. 명품백을 들고, 비싼 옷을 걸친 채 사람들을 만나면, 왠지 내가 성공한 사람처럼 보이는 듯했다. 마치 내가 한 단계 위에 올라선 존재라도 된 것처럼 말이다. 그러나 실제로 달라진 것은 아무것도 없었다. 그 기분은 찰나의 만족감에 불과했고, 돌아보면 그것은 결국 그렇게 믿고 싶었던 나만의 착각에 가까웠다.

그러던 어느 날, 몸이 먼저 한계를 드러냈다. 야근과 피로가 겹겹이 쌓인 끝에 과로로 일상이 멈춰버렸다. 몸이 버티지 못하자 마음도 순식간에 무너졌다. 정작 나 자신 하나 제대로 돌보지 못했다는 죄책감과, 그렇게까지 스스로를 몰아붙일 수밖에 없었던 현실에 대한 서러움이 함께 밀려왔다.

식은땀에 절은 잠옷 차림으로 누워 하염없이 천장만을 바라보다, 문득 이런 생각이 스쳤다.

'대체 난 그동안, 나에게 어떤 보상을 하고 있었던 거지?
정작 중요한 나 자신을 제대로 아끼긴 한 걸까…?'

건강이 최고라던 어른들의 잔소리가 30대 중반이라는 이른 나
이에 이토록 뼈에 사무치게 와닿을 줄이야.

자기관리로 인생이 달라졌다

병가를 내고 나의 생활 패턴을 하나하나 되짚어봤다. 정신이
번쩍 들었다.

'진짜 날 위한, 내 건강을 위한 식재료나 운동에는 제대로 투
자한 적이 없었구나…. 이제 겉모습이 아닌, 진짜 날 위한 투자를
하자.'

회사로 복귀한 후에도 바쁜 일상은 여전했지만, 마음가짐이 변
하자 나를 아끼는 방법은 얼마든지 찾을 수 있었다. 당시만 해도
'이너뷰티'나 '관리'라는 개념이 지금처럼 흔하게 오르내리지 않던

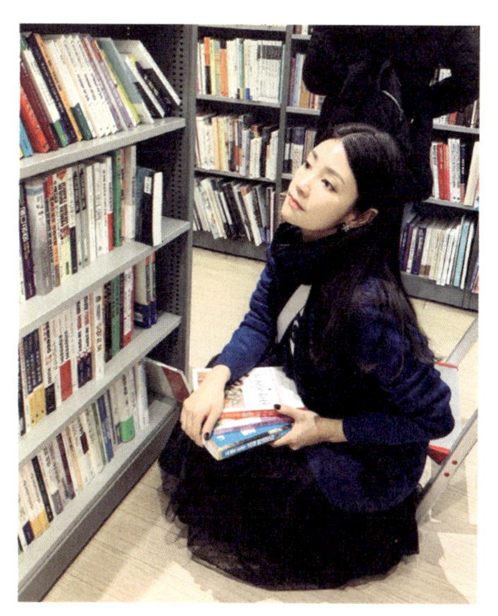

때였다. 그래서 나는 보다 정확한 정보를 얻기 위해 주말마다 도서관과 서점을 찾았고, 어느새 그것은 일상적인 루틴이 되었다. 그렇게 여러 방법을 시도하다 보니, 나만의 노하우가 쌓이기 시작했고 그 정보들을 꼼꼼히 노트에 기록했다.

혼자만 알고 있기엔 아까운 좋은 방법들이라 틈날 때마다 지인들에게 수시로 공유하기도 했는데, 그런 나를 지켜보던 남자 친구(서노)가 하루는 조심스럽게 제안을 했다.

"네가 아는 내용을 이젠 유튜브 영상으로 공유해 봐. 너만큼 뷰티에 대해 많이 아는 사람도 없을걸? 분명 도움받는 사람들 엄청 많을 거야, 내가 완전 장담함!"

'내가 누군가에게 도움을 줄 수 있다?'

심지어 그땐 우리나라에서 '유튜브'라는 단어조차 생소하던 시절이었다. 하지만 이상하게도 서노의 한 마디에 난 긴 고민 없이 회사를 그만두었고, 가족과 친구들의 만류에도 멈추지 않았다. 그 뒤로 수년간 앞만 보고 달렸다. 그렇게 10년. 이제는 80만 명의 구독자와 함께 하는 유튜버가 되었다.

물론 꽃길만 걷진 않았다. 구독자가 1, 2만 명이던 시절엔 두 달에 한 번 정도 들어오는 100~200만 원의 광고 수익으로 버티며 생활했다. 통장 잔고는 불안했지만, 좋아하는 일을 하며 누군가에게 도움을 줄 수 있다는 사실만으로 벅찬 행복이 차올랐다.

**몸과 마음의 진짜 건강함을 찾는, 내가 아는 모든 것을
한 권에 담다**

지난 10년이라는 시간 동안 유튜브 채널을 통해 수많은 영상을 공유했다. 이너뷰티뿐 아니라 건강한 스킨케어, 메이크업, 멘탈케어까지. 그리고 넘치는 사랑 덕분에 이너뷰티와 코스메틱 기초 브랜드를 론칭할 수 있었고, 영양제 브랜드와 콜라보를 하는 등 영역을 넓혀왔다.

그런데 시간이 흐르면서 나는 분명한 한계를 느꼈다. 전하고 싶은 깊이 있는 이야기들을 10분 남짓한 영상에 모두 담기엔 역부족이었기 때문이다.

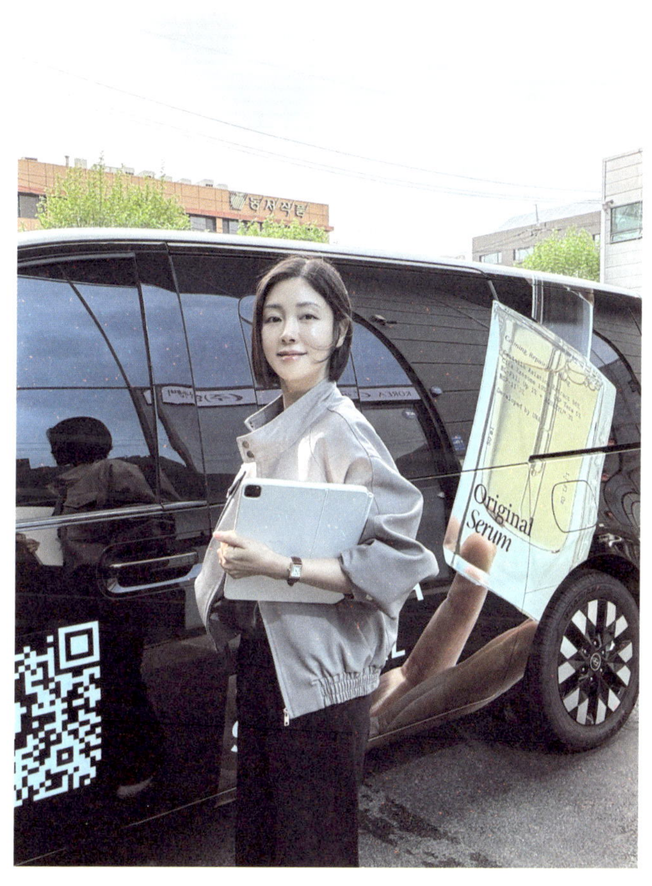

‘도움 될 얘기가 아직 산더미인데, 짧은 영상 안에 다 담으려니… 이건 뭐 모래시계에 바다 붓기 수준이네. 좀 더 깊고 자세하게 전달할 방법은 없을까?’

그래서 책을 쓰기로 했다.

사실 처음 출간 제안을 받았을 때는 망설임이 컸다. ‘나 같은 사람이 책을 써도 괜찮을까?’라는 생각이 가장 먼저 들었다. 전문적으로 글을 써온 것도 아니었고, 그렇다고 누군가의 손을 빌린 책을 내고 싶지도 않았다. 그럼에도 용기를 낸 이유는 단 하나다. 내 경험과 생각이 누군가에게 도움이 될 수 있다면, 이 책을 읽는 분들도 겉으로 보이는 단편적인 아름다움을 넘어 몸과 마음에 남는 ‘진짜 건강함’을 함께 찾을 수 있기를 바랐다. 그 마음 하나로 내가 전할 수 있는 모든 것을 솔직하게 담아내고자 했다. 비록 부족한 부분이 있을지라도 이 책에 담은 진심만큼은 꼭 전해질 것이라 믿는다.

나 자신을 온전히 바로 세우는 힘

내가 언제나 건강함을 추구하는 이유는 명확하다. 몸과 마음이 건강하지 않으면 자존감 역시 단단해지기 어렵기 때문이다. 결국 우리가 그토록 바라는 아름다움의 끝은 나 자신을 온전히 바로 세우는 힘에 있으며 '나를 사랑하는 마음', 즉 자존감과 닿아 있다. 바쁘고 피곤하다는 이유로 정작 내 몸 하나 제대로 돌보지 못한 채, 혹독한 현대 사회에서 모든 것을 이루고 싶다고 바라는 일은 어쩌면 스스로에게 너무 가혹한 기대일지도 모른다.

우리 마음속에는 저마다의 자존감이 깊숙이 자리 잡고 있다. 혹여 '나는 예외'라는 생각이 든다면, 그건 자존감이 없어서가 아니라 아직 마주할 기회가 없었을 뿐이다. 자기관리를 통해 몸과 마음의 건강함을 회복하면, 자존감을 다시 찾는 일은 생각보다 어렵지 않다.

이너뷰티 리추얼

자기관리는 절대 거창한 게 아니다. 정해진 방법도 없고 따를 필요도 없다. 뭐부터 해야 할지 모를 때 누군가를 따라 시작해 보는 건 좋지만, 그 방법까지 내게 무조건 맞는다는 보장은 없다.

내가 자기관리에 대해 강조하고 싶은 건 말 그대로 자신을 위한 관리인 만큼 '나'로부터 시작하라는 것이다. 가령 내가 평소에 먹는 음식, 반복하는 생활 패턴에서 나에게 이롭지 않은, 나쁜 습관이 있다면 그것을 수정하는 게 먼저다. 이렇게 바뀐 습관을 일상에서 꾸준히 이어갈 때, 비로소 가장 효과적인 '현재진행형' 자기관리가 시작된다.

또한, 자기관리는 하기 싫은 숙제가 되어서는 안 된다. 마지못해 시작한 관리는 지속하기 어렵고 효과도 기대하기 힘들다. 단순히 체중을 줄이거나 겉모습을 가꾸는 시간을 넘어, 나를 위해 즐겁게 반복하는 하나의 '리추얼'이 되어야 한다. 이 책의 제목을《이너뷰티 리추얼》이라 지은 이유도 여기에 있다. 그리고 실제로 이 책에는 내가 일상에서 직접 실천하며 검증한, 작지만 강력한 리추얼들이 담겨있다.

. . .

이 책은 거창한 변화를 약속하지 않는다. 다만, 스스로를 더 사랑하고 자신의 삶에 만족할 수 있게 돕는 '진정한 자기관리'의 시작점이 되어줄 것임은 믿어 의심치 않는다.《이너뷰티 리추얼》을 통해 내면에서부터 시작되는 변화를 경험하고, 빛나는 피부와 가벼운 몸 그리고 단단한 자존감을 찾게 되길 진심으로 바란다.

2026년 봄

최윤하

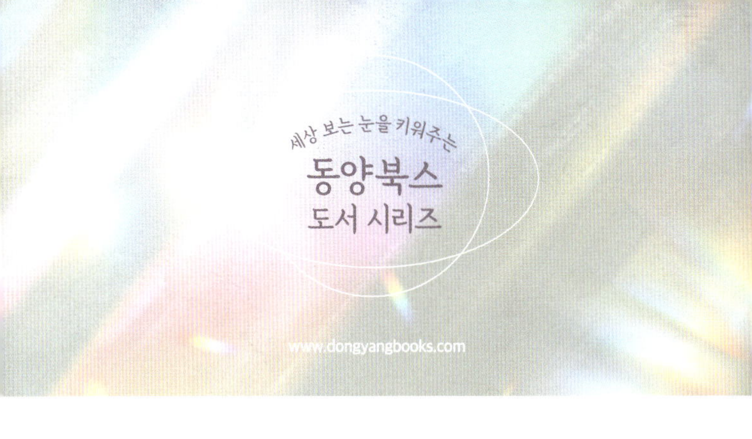

불안감에 끌려다닐 것인가
안정감으로 돌파할 것인가

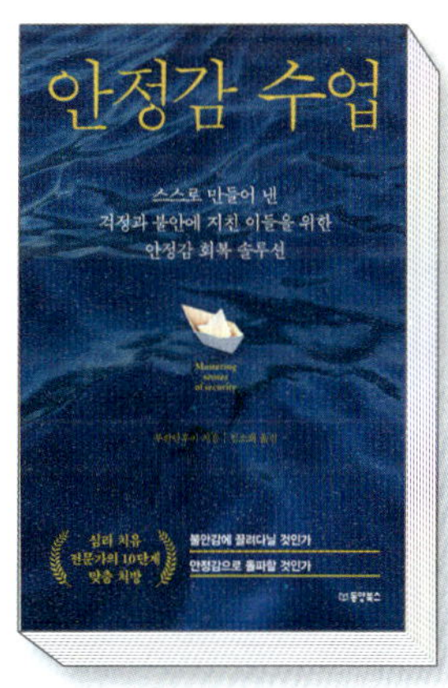

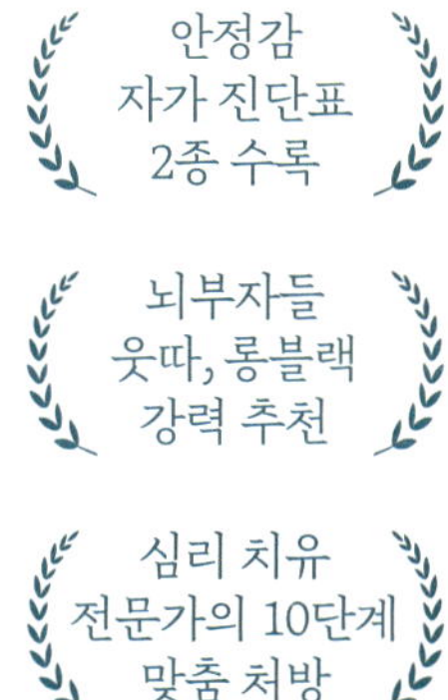

안정감 수업

쑤쉬안후이 저 | 김소희 역 | 296쪽

매일 쓰는 단어가
당신의 철학을 말해준다

모든 단어에는 이야기가 있다

이진민 저 | 248쪽

철학과 교양을 한 권에!
의미의 정수를 찾고 사유의 확장을 돕는
철학자의 단어 산책

▷ 서울대 박찬국 교수, 안희연 시인 추천
▷ 온라인 서점 3사 인문 분야 베스트셀러

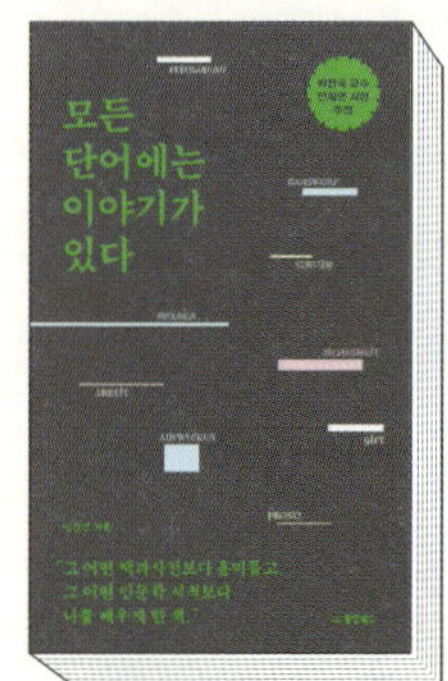

지금처럼 살아도 괜찮을까?

고이즈미 겐이치 저 | 오정화 역 | 192쪽

"우리에겐 아들러의 용기가 필요하다"

《미움받을 용기》열풍 후 10년,
여전히 우리에겐
아들러의 용기가 필요하다

▷ 게으른 완벽주의자를 위한 아들러 심리학의 정수

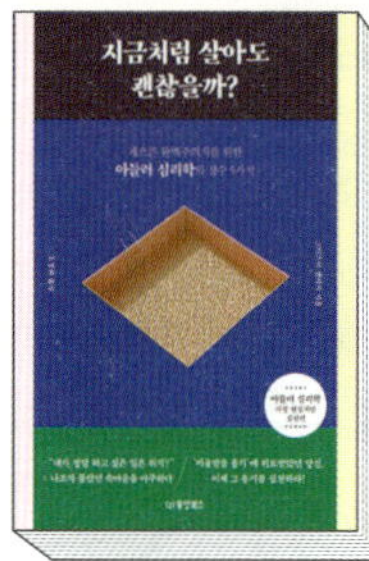

인스타 브레인

안데르스 한센 저 | 김아영 역 | 296쪽

몰입을 빼앗긴 시대, 똑똑한 뇌 사용법

하루 2600번 핸드폰을 만지는 동안
우리 뇌의 회로가 변하고 있다!

▷ 21개국 판권 수출된 세계적 베스트셀러

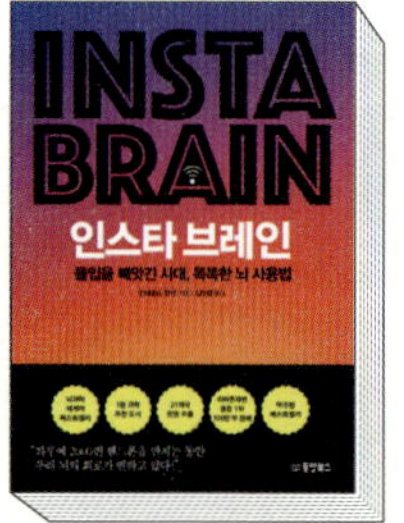

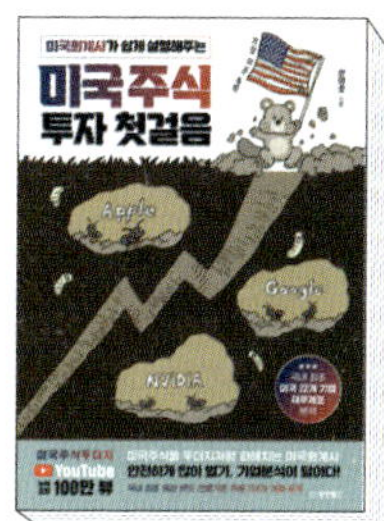

가장 쉬운 독학
미국회계사가 쉽게 설명해주는
미국주식 투자 첫걸음

한명호 저 | 456쪽

소중한 내 돈, 함부로 투자할 수 없다!

숙련된 미국회계사에게 제대로 배우는
미국주식 투자의 정석

▷ 국내 최초 미국 11개 섹터 22개 기업 제무제표 분석

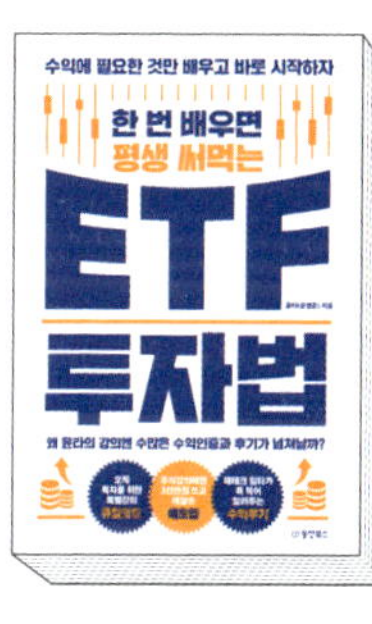

한 번 배우면 평생 써먹는
ETF 투자법

윤타 저 | 236쪽

"수익이 나면 마인드는 알아서 좋아진다"

투자공부만 하다 박사 되지 말고
오직 '수익'만 생각하며 행동하자!

▷ 주식강의에만 3천만원 쓰고 깨달은 '매도법'

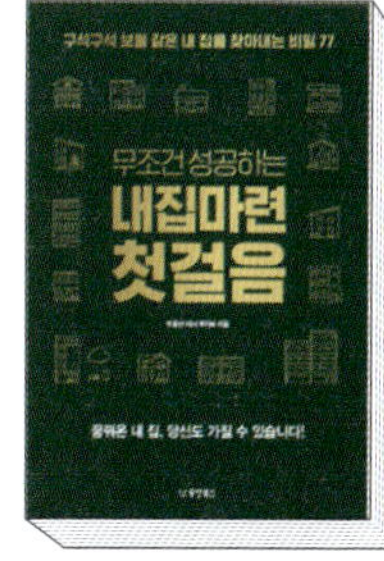

무조건 성공하는 내집마련 첫걸음

투자N 저 | 304쪽

"가장 싸게 사려고 계속 미루는 사람들"

집은 싸게 사는 게임이 아니라
제대로 사는 게임이다!
손품과 발품으로 '서울대'급 집 찾기

▷ 구석구석 보물 같은 내 집을 찾아내는 비밀 77

잘 파는 사람은
AI 시대 빠른 트렌드도 꿰뚫는다

무조건 팔리는 심리 마케팅 기술 100
무조건 팔리는 스토리 마케팅 기술 100
무조건 팔리는 온라인 마케팅 기술 100

베스트셀러 '무조건 팔리는 마케팅 기술 100'

▷ 마케팅 천재들의 비밀 100가지

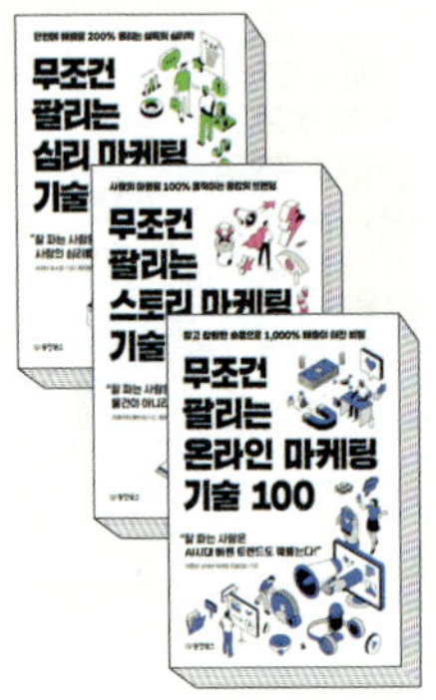

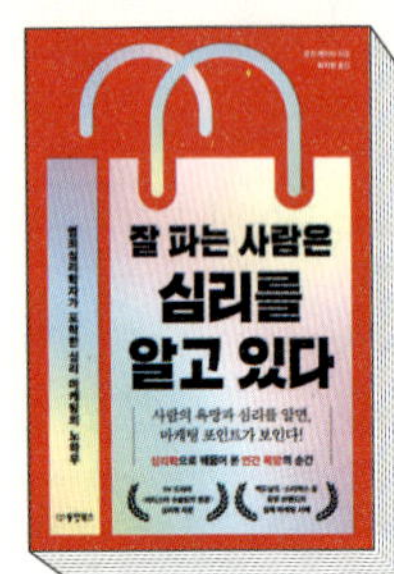

잘 파는 사람은 심리를 알고 있다

오치 케이타 저 | 최지현 역 | 272쪽

"잘 팔리는 상품은 철저하게 계산된다!"

팔리는 제품에는 공식이 있다.
이 공식을 알고 있다면,
당신도 최고의 마케터다!

▷ 범죄심리학자가 밝혀낸 지갑이 열리는 원리

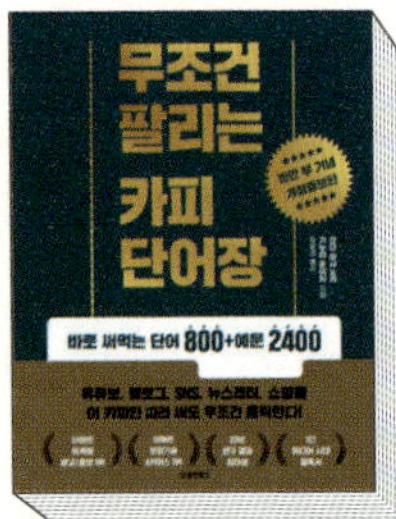

무조건 팔리는
카피 단어장(개정증보판)

간다 마사노리, 기누타 준이치 저 | 김윤경 역 | 320쪽

히트 광고에서 추출한 단어 800+예문 2400

이 책에 나온 카피를 써도 팔리지 않는다면
그것은 평생 팔리지 않는다!

▷ 일본 톱마케터 간다 마사노리의 카피 바이블

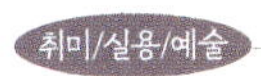

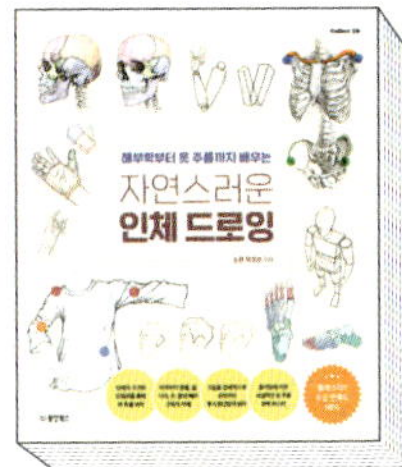

자연스러운
인체 드로잉

소은 박경선 저 | 280쪽

인체를 자유롭게 그릴 수 있도록
안내하는 핵심 강의

인체를 그리기 위해 방대한 정보를
모두 알 필요는 없다.
'인체'와 '해부학' 핵심을 한 권에!

▷ 3년 연속 베스트셀러
▷ 일본, 중국, 대만 수출

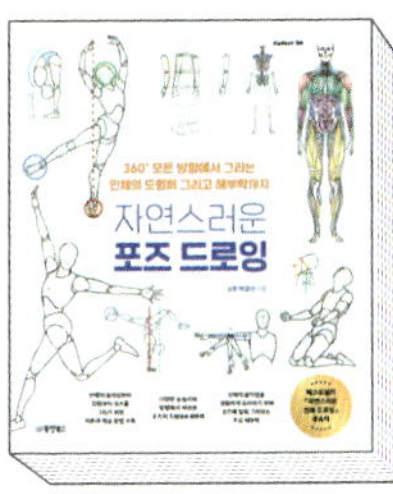

자연스러운
포즈 드로잉

소은 박경선 저 | 432쪽

360° 어떤 각도에서도
인체를 완벽하게 이해하는 포즈 드로잉

360° 모든 방향에서 그리는
인체의 도형화 그리고 해부학까지
그리고 싶은 포즈의 움직임을
이론으로 제대로 담았다.

▷ 베스트셀러 『자연스러운 인체 드로잉』 후속작 출간!
▷ 일본, 중국 수출

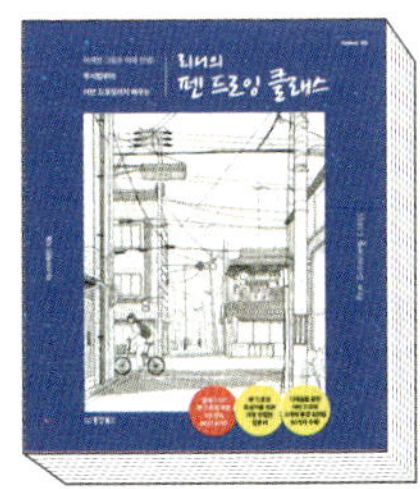

리니의
펜 드로잉 클래스

리니 저 | 368쪽

펜 드로잉 초심자를 위한 가장 친절한 입문서

펜 하나로 시작하는 나만의 특별한 취미.
소소한 일상과 오래 간직하고픈 여행의 순간을
기록하는 펜 드로잉·어반 드로잉의 매력!

▷ 클래스101 펜 드로잉 부분
　 5년 연속 베스트 1위 강사의 최신작

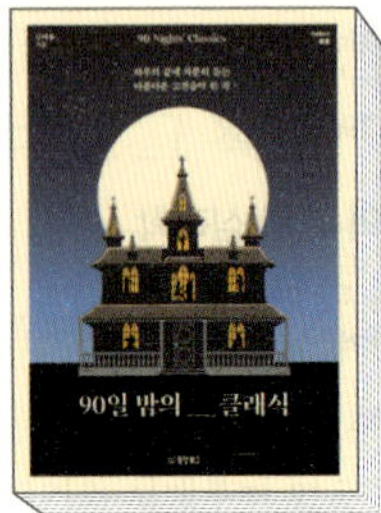

90일 밤의 클래식

김태용 저 ㅣ 384쪽

**하루의 끝에 차분히 듣는
아름다운 고전음악 한 곡**

음악 감상을 더 즐겁게 해줄 '감상 팁'과
바로 볼 수 있는 연주 영상 'QR코드'까지
꼼꼼하고 확실한 클래식 감상 가이드북!

▷ 클래식 음악 전문 기획자인 용작가 대표작

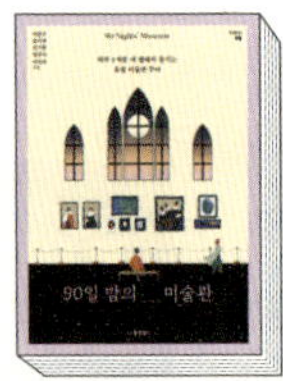 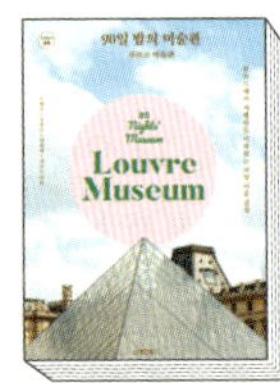 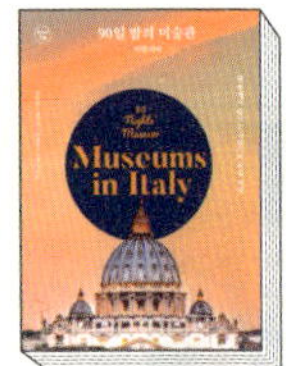

90일 밤의 미술관 _ 시리즈

이용규, 권미예, 명선아, 신기환, 이진희 저 ㅣ 416쪽
(루브르 박물관 편) 이혜준, 임현승, 정희태, 최준호 저 ㅣ 496쪽
(이탈리아 편) 김덕선, 김성희, 유재선, 이영은 저 ㅣ 516쪽

하루 1작품 내 방에서 즐기는 유럽 미술관 투어

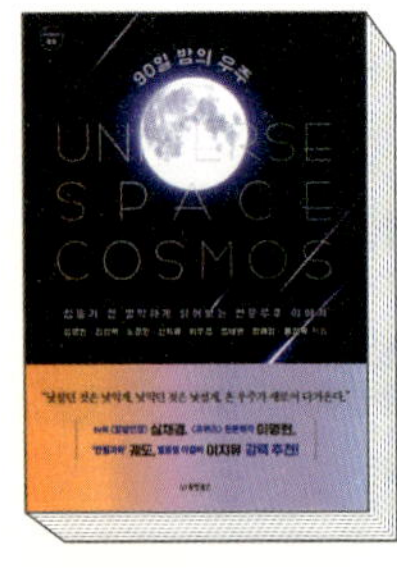

90일 밤의 우주

김명진, 김상혁, 노경민, 신지혜, 이우경, 정태현,
정해임, 홍성욱 저 ㅣ 498쪽

잠들기 전 짤막하게 읽어보는 천문우주 이야기

"낯설던 것은 낯익게, 낯익던 것은 낯설게,
온 우주가 새로이 다가온다."
_천문학자 심채경 추천

▷ 2023 세종도서 교양 부문
▷ 2023 올해의 청소년 교양도서

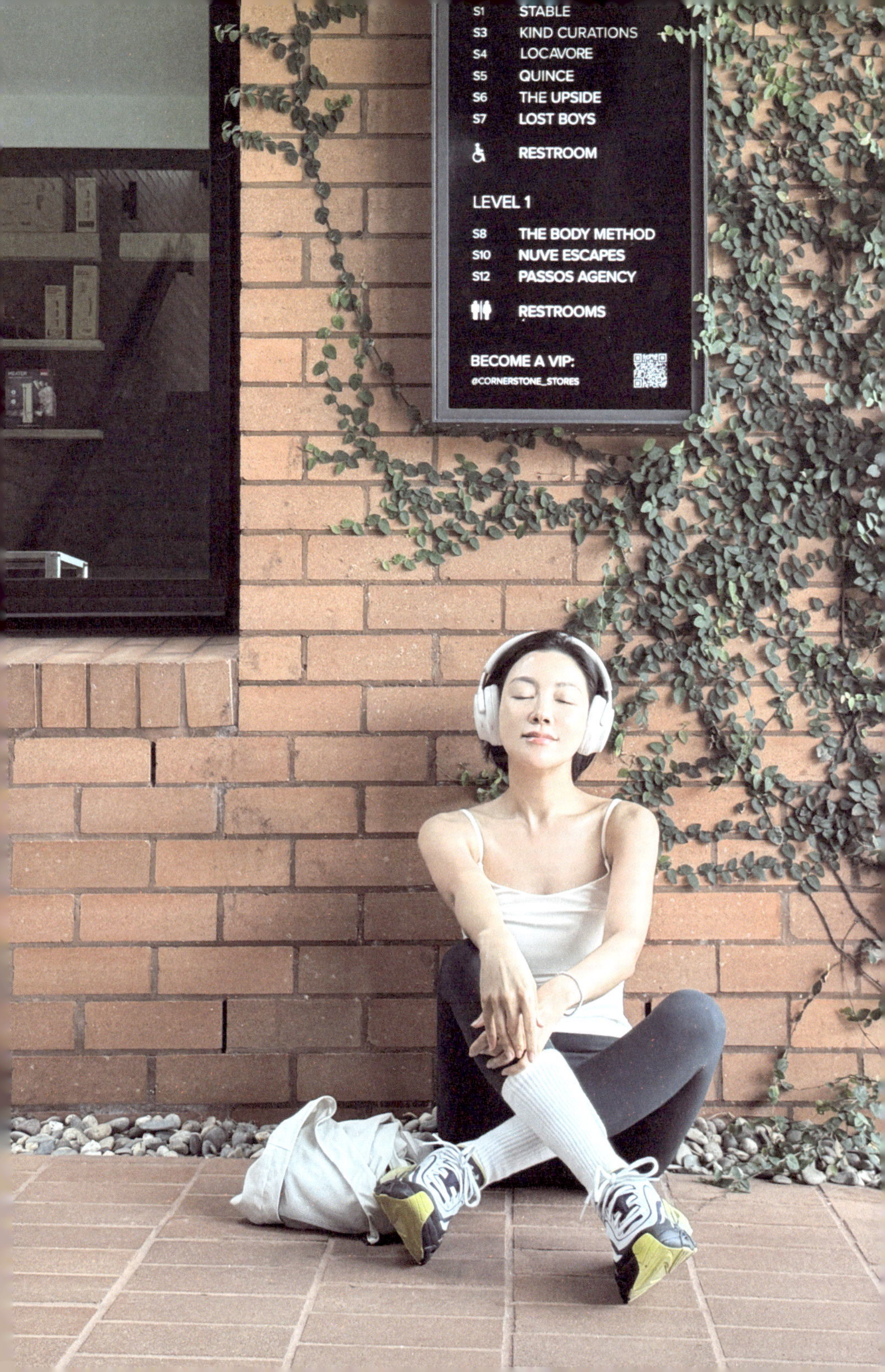

S1 STABLE
S3 KIND CURATIONS
S4 LOCAVORE
S5 QUINCE
S6 THE UPSIDE
S7 LOST BOYS
RESTROOM

LEVEL 1

S8 THE BODY METHOD
S10 NUVE ESCAPES
S12 PASSOS AGENCY

RESTROOMS

BECOME A VIP:
@CORNERSTONE_STORES

CONTENTS

PART 1   **나의 리얼 라이프:**

UNA'S MORNING RITUAL

값비싼 피부과 시술도
'준비된 사람'에게 돈값을 한다

많은 사람이 피부 관리를 돈과의 전쟁이라 생각한다. 반짝반짝 빛나는 연예인 사진이 첨부된 기사엔 늘 이런 댓글이 달린다.

'피부과 시술의 힘!'
'돈이 많으니 저 정도 피부는 당연한 거 아니야?'

돈이면 다 해결된다는 단편적인 생각이다. 그러나 피부과 시술도 '준비된 피부'에 돈값을 한다. 같은 시술을 받아도 피부 재생 능력이 떨어지면 결과는 기대 이하일 수밖에 없다.

'나도 연예인이 받았다는 시술 똑같이 했는데….

나는 왜 저만큼 결과가 안 나오지?'

이유는 간단하다. 피부 회복력과 재생력 차이이다. 그리고 이 재생 능력은 돈으로 만들 수 있는 게 아니라 오직 내 '노력'으로 만들어진다. 예를 들어 스킨부스터 주사*는 영양 상태가 좋은 사람일수록 시술 효과가 더 좋다는 말이 있는데, 이는 피부가 콜라겐을 합성하고 세포를 회복시킬 수 있는 체내 환경의 차이 때문이라고 한다. 체내 영양 기반이 부족한 상태라면 유효 성분은 주입되지만, 그 이후의 회복 과정이 원활하게 진행되기 어려워 효과를 톡톡히 볼 수 없는 것이다.

연예인들은 평소 자기관리가 몸에 배어 있는 만큼 간단한 시술만으로 드라마틱한 효과가 나타나는 건 당연한 결과다. 병원 시술로 모든 게 해결된다면 나조차 이너뷰티나 운동 같은 자기관리는 진작에 그만두었을 것이다(가끔 그런 세상이 오면 얼마나 좋을까 행복한 상상은 한다). 그렇다면 우리는 과연 빛나는 피부를 위해 어떤 '관리'를 해야 할까?

---

* 히알루론산, PDRN과 같은 성분을 피부 진피층에 주입해 피부 상태를 개선하는 시술

합리화의 굴레에서 벗어나야 한다

막상 관리라는 걸 시작하려 하면 머릿속이 복잡해지며 수많은 질문이 떠다닌다.

'뭐부터 하지?'

좋다는 방법은 난무하고, 좋다, 안 좋다, 전문가마다 의견도 제각각이고, 뭘 먹는 게 맞는지도 모르겠고…. 그러다 스스로 합리화를 시작한다.

'피부나 몸매는 어차피 타고나는 거야.'
'건강식 안 챙겨 먹어도 오래 사는 사람들 많던데?'

결국 어제와 다를 바 없는 모습으로 오늘도 소파에 누워 드라마를 보며 배달 앱을 켠다.

야속하게도 우리 몸은 딱 '노력하는 만큼'만 변화를 보여준다. 30대 초반보다 40대 중반인 지금의 내 피부 상태가 훨씬 건강한 것만 봐도 알 수 있다. 그 시절엔 간과했던 자기관리를 지금은 하고 있기 때문이다.

이 대목에서 '아무리 그래도 15년이나 어렸을 때인데, 그때 피부가 더 좋지 않을까' 하는 반문이 나올지도 모르겠다. 물론 그 나잇대의 피부 탄력이야 지금도 그리울 만큼 좋았다. 하지만, 주기적으로 올라오는 피부트러블과 좁쌀여드름, 짙은 다크서클과 칙칙한 피부톤은 (돈깨나 쏟아부었던) 피부과 시술로도 전혀 나아지지 않는 고민거리였다. 앞서 언급했던 이너뷰티의 부재가 가장 큰 원인임을 알지 못했기 때문이다.

몸은 병들었는데 피부만 빛날 수는 없다

뻔한 말로 들리겠지만, 원칙을 지키는 일은 생각보다 엄청난 인내심이 필요하다. 나 역시 관리를 시작하기로 마음먹은 첫 순간부터 쉽게 흔들렸다. 약속은 또 왜 그렇게 끊임없이 생기는지. 친구들과 만난 외식 자리에선 정말 먹어도 되는 게 하나도 없었고 술자리에서는 물만 마시며 버텨야 했다. 이런 일이 반복되고, 계속되는 친구들의 유혹에 금세 이런 생각이 스쳤다.

'그냥 다 그만둬?'

그때의 난, 외식이나 술자리에서 '관리'라는 것을 하기 위해 어떤 음식을 선택해야 하는지 혹은 어떤 준비를 해서 나가야 하는지, 아무런 정보가 없었다. 그저 할 수 있는 건 '관리 방해 음식 피하기'뿐. (그러니 굶는 수밖에.)

실제로 자기관리는 어떻게 접근하느냐에 따라 그 방법이 지옥처럼 느껴지기도 하고, 이 정도면 평생 할만하다고 느껴지기도 한다. 다만 분명한 건 보약이나 각종 시술로도 해결되지 않던 피부 문제들이 '진짜 관리'를 하면 정말 거짓말처럼 개선된다는 사실이다.

내가 관리하기로 마음먹은 뒤 가장 먼저 시작한 것은 외식을 줄이고 '집밥'을 해 먹는 일이었다. 그렇게 식사를 바꾸고 나서부터 자잘한 좁쌀여드름이 서서히 가라앉기 시작했다. 거울을 볼 때마다 흥분상태가 되었던 (소리 없는 비명도 몇 번 질렀던) 순간이 지금도 생각난다. 메이크업을 할 때 매번 나를 괴롭히던 나만 느끼는 고질적인 스트레스였기 때문이다.

이후 설탕과 알코올 섭취도 줄였더니 턱 주변에 불쑥불쑥 올라오던 큰 트러블도 안 보이기 시작했고, 눈요기만 하던 집 앞 동산을 오르면서부터는 피부톤과 탄력까지 눈에 띄게 살아났다.

관리 후 내 삶은 질 자체가 완전히 달라졌다. 장담컨대 '그만 둬?'를 되뇌게 되는 초반의 고통은 생각보다 오래가지 않는다. 걱정하지 말자. 오히려 금세 '아니, 이걸 왜 이제야 시작한 거야'란 생각이 드는 것은 물론이고 한때는 악착같이 참아야 했던 유혹들도 어느 순간부터는 '달라진 내 모습'이 아까워 쉽게 뿌리치게 된다.

합리화의 함정에서 헤어나지 못한 많은 사람이 이런 말을 한다.

'인생에서 먹는 즐거움도 중요하잖아?'

분명 맞는 말이다. 하지만 입에서 느끼는 즐거움이 많아질수록, 내 몸이 치러야 할 대가는 더욱 가혹해진다는 걸 명심해야 한다. 특히 피부는 건강함을 유지하기 위해 노력한 시간과 비례하는 최종 결과물이며, 내 몸을 진심으로 아끼고 관리했을 때 비로소 찾아온다. 몸은 병들어 있는데 피부만 빛날 수는 없다. 그리고 이렇게 얻은 '변화된 내 모습'이 주는 만족감이란, 먹는 즐거움 그 이상이란 걸 (정말 상상 이상이다) 알아주면 좋겠다!

그렇다고 인간미 없이 '안 좋은 건 100% 끊는다!'라고 말하려는 것은 아니다. 현대사회에서 우리가 지킬 수 있는 현실적인 범위는 어디까지이며, 어떤 방법을 통해서 내 몸과 피부가 근본적으로 건강해질 수 있는지 그 방법들을 전하려 한다.

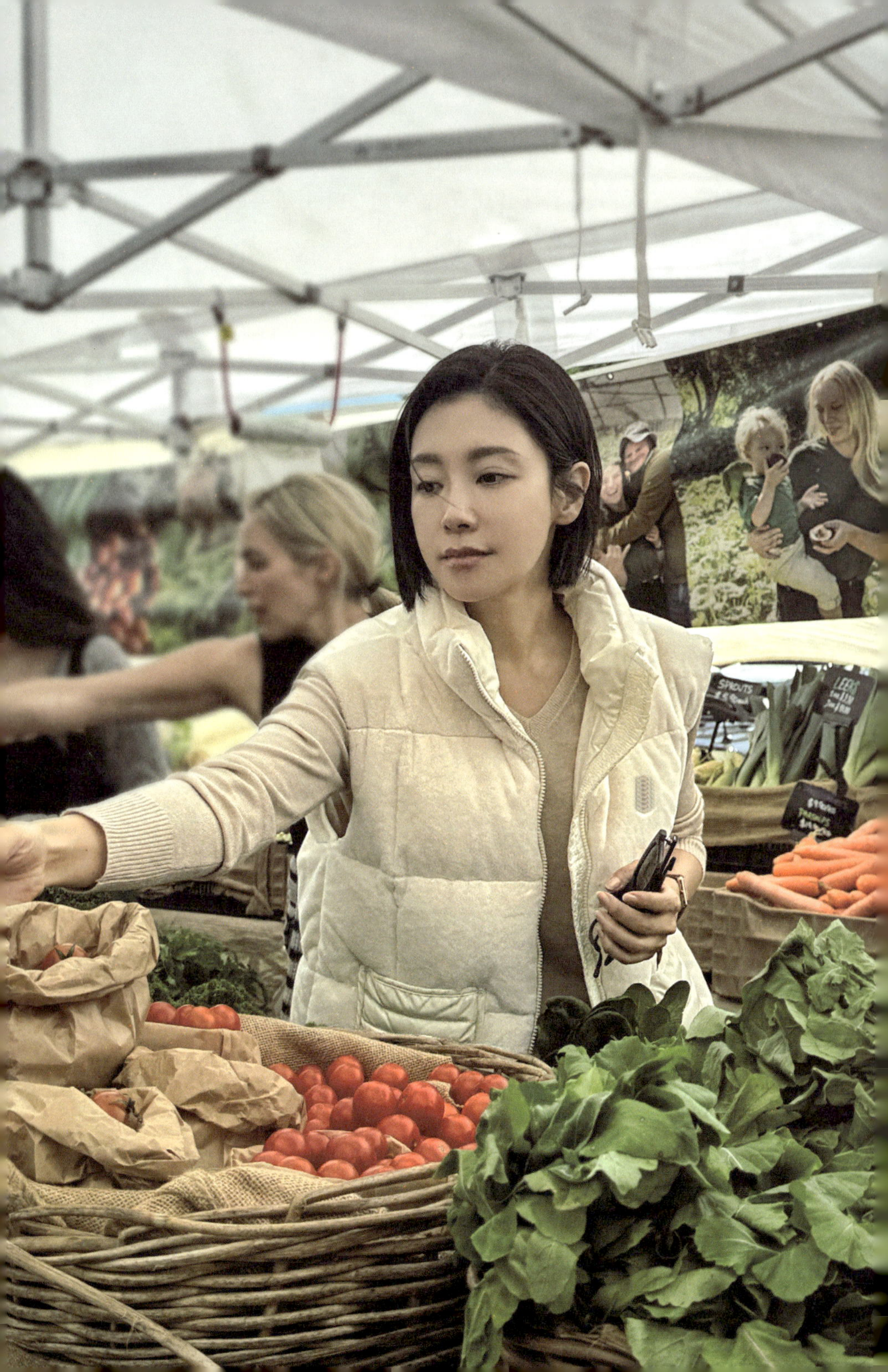

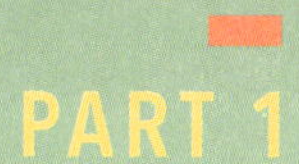

나의 리얼 라이프:

UNA'S MORNING RITUAL

카메라 뒤의 진짜 나?

UNA'S
MORNING
RITUAL

카메라 뒤의 진짜 나?

나의 리얼한 하루를 궁금해하는 분이 생각보다 많다. 영상 속 모습 말고 무언가 숨겨진 게 있을 것만 같은 카메라 뒤의 진짜 나를 보고 싶어 한다. '지금 저 사람 냉장고를 열면 뭐가 들어 있을까?' 하는 호기심처럼 말이다.

우리 집 냉장고 안이라…. 사실 출장도 잦고 호주와 한국에 반년씩 거주하는 생활 패턴상 나의 냉장고 안은 사람들이 기대하는 '뷰티 유튜버의 화려함'과는 거리가 있다. 이틀 이내로 먹고 끝낼 수 있는 최소한의 식재료만 사놓다 보니 냉장고 안은 언제나 한산하다. 떨어지지 않게 채워두는 엄마표 김치와 직접 만든 두유 요거트, 들기름, 그 외엔 번갈아 가며 그때그때 사는 소량의 채소와 나물 반찬, 1번란 정도가 전부다.

하루 루틴 역시 마찬가지다. 한국에서든 호주에서든 특별히 화려할 것 없는 일상이다. 아침 러닝을 하다 커피를 사 마시거나 자전거를 타고 나가 갓 구운 빵을 사 오는 드라마에서 나올 법한 모습도 아니다. (참고로 난 아침엔 커피를 마시지 않는다.)

나를 아끼는 아침 첫 루틴,
물 가글

난 아침 6시에 일어난다. 어디든 일찍 문을 닫는 호주에서의 생활이 길어지며 자연스레 기상 시간이 빨라졌다.

아침에 눈을 뜨면 가장 먼저 '물 가글'을 한다. 자는 동안 침 분비가 줄어들며 입안은 산성에 가까워지는데, 이때 바로 치약을 사용하면 치아의 에나멜이 마모될 수 있다. 그래서 미지근한 물을 머금고 10초 정도 가볍게 입안을 헹군 뒤 아침 전용 **저연마 치약**[*]으로 양치를 한다.

---

[*] 치약에는 보통 플라크를 제거하고 착색을 완화하기 위해 미세한 가루 성분인 연마제가 들어있는데, 너무 강할 경우 치아 표면이 마모될 수 있다. 저연마 치약은 이러한 손상을 최소화하기 위해 만들어진 제품이다.

저연마 치약은 치아가 시리거나 민감한 분들에겐 꼭 권하고 싶다. 시중에 나와 있는 제품 중에서 화이트닝 기능이 없는 시린 이 치약 종류를 선택하면 된다.

만약 저연마 치약이 아닌 일반 치약을 쓴다면 물 가글 후 15~20분 뒤에 양치하길 권한다. 입안 pH는 중성으로 돌아왔지만, 치아 표면 법랑질은 아직 약해져 있기 때문이다.

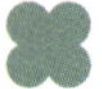

'최소한의 원칙'을 지키는
아침 세안과 기초

이를 닦은 후에는 자극이 적은 약산성 클렌저로 세안을 한다. 아침에는 밤사이 쌓인 피지와 땀, 스킨케어 잔여물만 가볍게 정리해도 충분하므로 피부 장벽 손상을 최소화하는 것이 좋다.

예나 지금이나 pH 5 수준의 제품을 사용하는데, 요즘은 약산성 세안제도 다양하게 출시되어 거품의 정도나 세정력에도 차이가 있다. 그중에서 나는 원물이나 필링이 아닌 미세 거품으로 세정력을 높인 제품을 선호한다. 약산성으로 피부 자극은 낮추면서 모공보다 작은 거품 입자가 피부의 모공 속 노폐물까지 씻어낼 수 있기 때문이다. (하지만 아직 100% 마음에 드는 제품을 찾지 못해 현재 제품 개발 단계에 있다.)

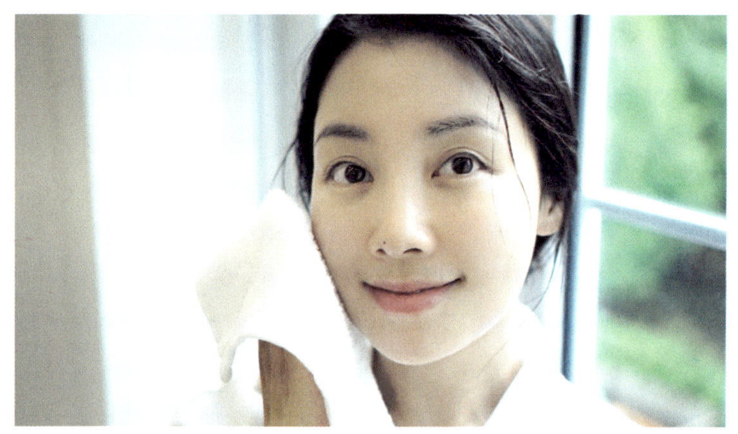

세안 후에는 바로 기초 화장품을 바른다.

내가 바르는 스킨케어 제품들. 아마 냉장고 안보다 더 궁금한 부분이 아닐까 싶다. 하지만 기초 화장품도 정말 간단하다. '기초는 꼭 필요한 성분으로 최소한의 단계만 바른다'라는 게 내 원칙이다. 기초 첫 단계로는 내가 공을 들여 개발한 제품인 '오리지널 세럼'을 얼굴 전체와 아이존, 목까지 충분히 바른다. 그다음 기능성 세럼을 바르고 보습 크림으로 마무리한다. 이때 기능성 세럼은 오전과 오후로 나눠, 각 시간대에 적합한 성분이 함유된 제품을 사용한다. (자세한 내용은 PART 4에서)

아! 그리고 내 화장대에는 고가의 제품이 없다. 백화점에 입점한 브랜드의 수십만 원대 제품들은 샘플로 올려두었을 뿐, 정작 내가 쓰는 화장품은 2~3만 원대다. 가격을 떠나, 성분만 비교해도 K-뷰티 화장품은 고가의 제품들 대비 부족함이 없으며 오히려 저자극에 초점을 둔 합리적인 제품이 많다. 더욱이 수입 제품은 사용 성분 기준이 국내와 달라 한국인 피부에 자극적인 경우도 많다. (예쁜 케이스에 혹해 써봤다가 피부가 뒤집어진 적이 여러 번이다.)

기초 제품을 바른 후엔 마지막 단계로 괄사를 이용해 두피와 목 뒤를 풀고, 페이셜 스트레칭과 지압을 포함한 **아침 마사지**[*]로 부기를 뺀다.

---

[*] 아침 마사지 방법은 유튜브 채널 영상 중 '매일 하는 마사지' 참고.

정서적 안정감을 주는
'물 한 잔 의식'

'물 한 잔 의식'이라는 말이 거창하게 들리겠지만, 그만큼 나의 하루 컨디션을 좌우하기에 '의식'이라는 단어를 썼다. 일과를 시작하기 전에 하는 물 한 잔 의식은 실제로 대단한 건 아니다. 기초 화장품을 바른 후, 아침 공복에 유산균 영양제 1정과 미지근한 물(체온과 비슷한 온도 35~40℃)을 마시는 시간이다. 이때 중요한 포인트가 있다. 창밖, 즉 '자연'을 보며 '천천히' 마셔야 한다는 것이다. 아침에 나무나 하늘, 햇살 같은 자연을 응시하며 물을 마시면 뇌에 '오늘은 안전하다'라는 신호를 주기 때문이다[*].

과한 업무로 번아웃이 오고 스트레스와 우울감을 조절하기 어려웠던 때가 있었다. 그 시기를 지나온 후 정서적 안정 루틴으로

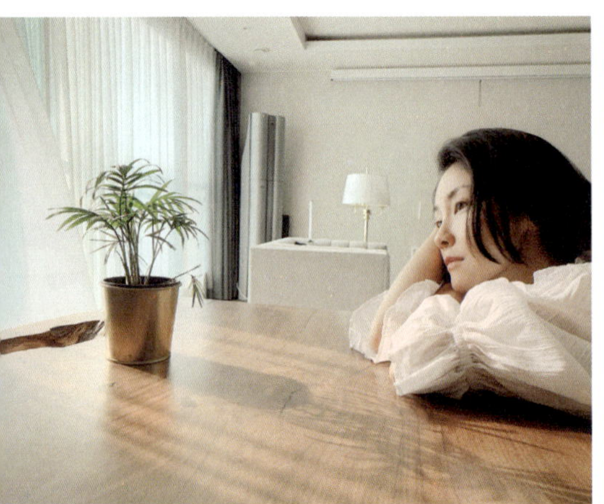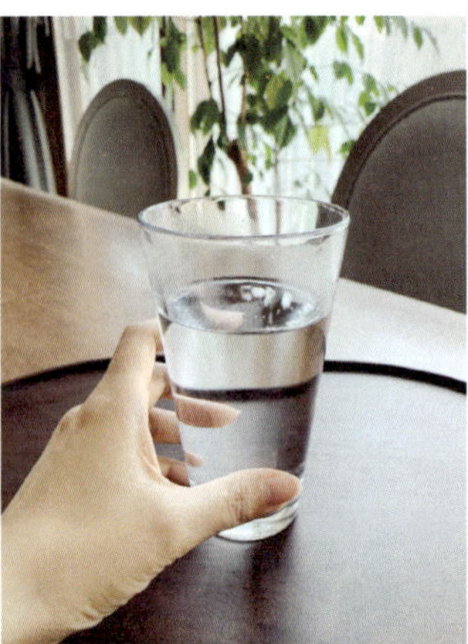

아침을 여는 게 그날 하루의 컨디션 조절에 도움이 된단 걸 몸소 체감했다. 요즘은 매일 아침 소파에 앉아 창밖을 보며 천천히 물을 마시는 습관이 전날의 '도파민 디톡스'까지 해결하는 나만의 아침 의식이 되었다.

바쁜 아침에 웬 의식이냐 할 수 있지만 3분이면 충분하다. 그 짧은 시간이 주는 이점은 생각보다 크니 꼭 한번 시도해 봤으면 좋겠다.

---

* [1] Jimenez, M. P. et al. (2021). Associations between Nature Exposure and Health: A Review of the Evidence. International Journal of Environmental Research and Public Health. (자연환경에 대한 노출이 스트레스 감소와 정서적 안정에 긍정적인 영향을 미친다는 다수 연구를 종합한 리뷰 논문)

[2] Ulrich, R. S. Stress Reduction Theory. / Kaplan, R. & Kaplan, S. Attention Restoration Theory. (자연환경이 인간의 스트레스 반응을 완화하고 주의 회복을 돕는다는 심리&환경 이론)

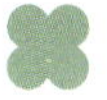

공복 유지 &
가벼운 운동

오전 **자가포식**Autophagy*을 위해 일정 시간 공복을 유지한다. 보통 전날 저녁 식사를 7시 전에 마치므로 13시간(가능하다면 14시간)이 지난 다음 날 오전 9시에 아침을 먹는다.

그리고 그 사이, 물 한 잔 의식을 마친 후부터 한 시간가량 가벼운 운동을 하는데, 이때도 한 가지 중요한 포인트가 있다. 에너지 고갈과 근손실을 막기 위해 올리브오일(1작은술)을 섭취한 후 운동을 시작한다는 것. 올리브오일은 양질의 지방으로, 인슐린 분비에 미치는 영향이 거의 없어 오전 공복 운동 전에 소량 섭취하

---

* 　세포 스스로 불필요한 성분을 청소하는 과정, 자세한 내용은 PART 5에서.

는 정도는 자가포식 흐름을 실질적으로 방해하지 않는다. 오히려 에너지원으로 활용되어 근손실 방지에도 효과적이다.

나는 이틀에 한 번 전신 근력 운동을 한다. 마르고 근육량이 적은 편인 내 몸에는 부위별 분할 운동보다 전신을 골고루 자극하는 방식이 회복과 유지 관리에 더 효과적이었다. 전신 근력 운동을 한 다음 날에는 강도를 낮추고, 골반과 자세를 바로잡는 스트레칭이나 가벼운 러닝으로 몸의 균형을 다시 맞춘다.

물론 나도 운동을 시작하기 전에는 온갖 꼼수가 떠오른다.

'날이 너무 습한데, 오늘만 패스해?'
'오늘따라 잠을 잘못 잔 것 같네, 피곤할 땐 패스?'

패스는 무슨. 운동에 이유가 어디 있나. 그냥 하는 거다. 생각보다 우리 몸은 멀쩡하다는 걸 기억하자. 그리고 SNS나 유튜브를 볼 때 삽시간에 사라지는 1시간을 운동으로 꽉 채우면 오늘 하루 가장 뿌듯한 순간을 맞이할 수 있음을 되뇌어보자. 좋아하는 음악을 크게 틀고 일단 몸을 움직이기 시작하면 귀찮음은 금세 사라진다.

자가포식에 최적화시킨 나만의 전신 운동 루틴

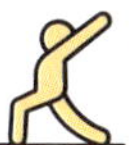 START!
몸을 '쓸 준비'가 된 상태로 만드는 **동적 스트레칭**

↓

체지방 연소 운동

 (15분, 전신을 움직여 열 올리기)

↓

하체 및 힙 운동

 (15분, 가장 큰 근육을 자극해 대사량을 높이기)

↓

등 운동

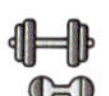 (10분, 바른 자세와 보디 라인을 만들기)

↓

팔 및 복부 (코어) 운동

 (15분, 세밀한 탄력 더하기)

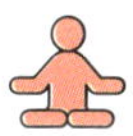 FINISH!
운동 후 근육을 이완하는 **정적 스트레칭**

동적 스트레칭 vs 정적 스트레칭

- 동적 스트레칭: 관절과 근육의 움직임으로 가동 범위를 넓혀, 몸을 '쓸 준비가 된 상태'로 만들어 운동 전 스트레칭에 더 알맞다.

- 정적 스트레칭: 긴장을 풀고 근육을 이완하는 스트레칭으로 운동 후 근육을 늘려주는 데 적합하다.

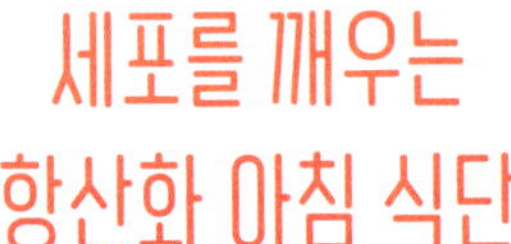

세포를 깨우는
항산화 아침 식단

운동 후 가벼운 샤워를 마치고 아침 식사를 한다. 공복 상태에서는 음식의 체내 흡수율이 높아지므로 첫 끼니는 특히 '양질의 영양소 섭취'를 우선시한다. 그래서 보통 두유 요거트에 **항산화 영양소**(유나뷰스터 이너파우더)**와 무설탕 그래놀라**(유나뷰스터 그래놀라)[*]를 더한, 일명 **항산화볼**[**]을 가장 먼저 먹는다.

두유 요거트는 시판 제품인 비건 스타터와 무설탕 두유로 집에서 직접 만든다. 이 담백한 맛에 반해 지금은 우유로 만든 요거트가 입에 안 맞을 정도다. (심지어 요즘엔 우유 요거트의 비린 맛까지 느껴져 지금까지 이걸 어떻게 먹었나 싶다.) **항산화볼**을 먹을 때 사과나 **무화과** 같은 제철 과일을 작게 썰어 올려 먹기도 하는데, 씹는 맛도 좋아지고 제철의 영양소를 함께 챙길 수 있어 일석이조다.

아침을 든든하게 먹어야 할 때는 사워도우Sourdough 빵을 조금 곁들이는데, 이때 버터나 잼 대신 견과류 스프레드를 항상 발라 먹는다. 견과류 스프레드는 합성 첨가물 없이 아몬드, 캐슈너트, ABC(아몬드Almond + 브라질너트Brazil Nut + 캐슈너트Cashew nut) 등의 견과류만 100% 갈아 만든 제품이다. 이 중에서도 아몬드 스프레드가 가진 유달리 고소한 맛을 가장 좋아해 간식으로 사과에 아몬드 스프레드만 올려 먹기도 한다. (물론, 칼로리가 높으므로 양 조절은 필수!) 견과류 스프레드 외에도 부드러운 풍미가 일품인 아티초크 스프레드, 상큼한 머스터드, 향긋한 바질페스토 등 빵에 곁들일 수 있는 건강한 스프레드는 다양하다.

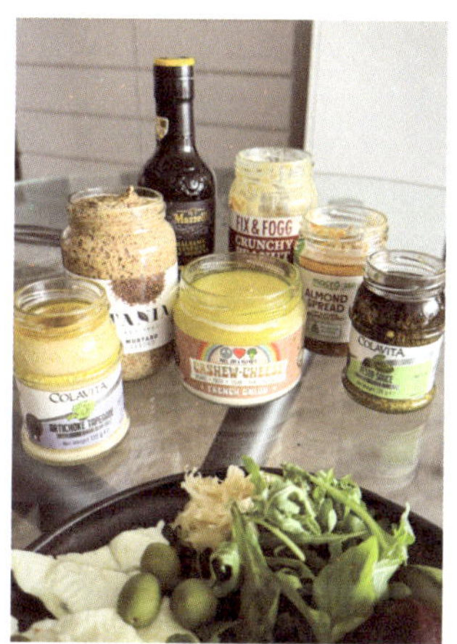

요즘은 치즈를 넣지 않은 바질

---

* **유나뷰스터 이너파우더와 그래놀라:** 내가 직접 개발한 제품인데 이너파우더는 항산화 함량이 높은 자연 원물들 100%를 분말화한 제품이고, 그래놀라는 무설탕(대체 당 사용)에 잡곡류, 콩류, 견과류의 탄단지(탄수화물, 단백질, 지방) 비율을 맞춰놓은 건강 제품이다. 공복에 섭취하는 제품인 만큼 몸속 항산화 흡수율의 차이가 하루 컨디션에서 느껴진다.

** **'항산화볼' 만드는 법:** 두유 요거트(1회 분량)와 유나뷰스터 이너파우더 한 포를 요거트가 보라색이 될 때까지 섞는다. 그 위에 유나뷰스터 그래놀라와 제철 과일을 올린다. 기호에 따라 꿀을 한 숟가락가량 넣는다.

페스토나 무설탕 머스터드처럼 성분이 좋은 제품도 쉽게 찾아볼 수 있다.

'너무 가벼운 거 아니야?'라고 생각할 수도 있지만, 아침은 가볍게 먹고 점심은 꼭 '제대로 된' 식사를 한다. 나의 리얼한 식단은 PART 2에서 더 자세히 다룬다.

. . .

아침의 에너지는 내 하루의 흐름을 결정짓는 강력한 원동력이 되어준다. 지금까지 소개한 모닝 리추얼은 결코 하루아침에 만들어진 습관이 아니다. 내 몸이 보내는 미세한 신호에 귀 기울이며 나에게 정말 필요한 게 무엇인지, 그것을 채우기 위해서는 어떤 방법이 좋은지, 수많은 정보를 수집하고 몸소 부딪히며 터득한 결과물이다.

이 외에도 전하고 싶은 건강한 자기관리 루틴이 많다. 본격적인 이야기는 이제부터다. 앞서 언급했듯, 피부에 빛을 깨우는 힘은 내 안에서 시작되며, 진짜 나에게 필요한 자기관리로부터 출발한다.

이어지는 PART 2~5에서 나의 건강한 식사 원칙부터 피부와 몸의 컨디션을 극적으로 끌어올릴 수 있는 구체적인 자기관리 방법들까지 하나씩 풀어내려 한다.

1 아침에 눈을 뜨면 가장 먼저 치아 건강을 생각해 '물 가글'을 한 후 저연마 치약으로 양치질을 한다. 작은 습관으로 얻은 밝은 미소는 아름다운 자신감이 된다.

2 기초 스킨케어는 '최소한'의 단계를 고집한다. 자극과 과잉 영양은 독이다. 그리고 마지막 단계로 두피와 목 뒤, 페이셜 스트레칭과 지압을 포함한 아침 마사지를 잊지 않는다.

3 도파민 디톡스까지 가능한 나만의 정서 안정 모닝 리추얼이 있다. 바로 물 한 잔 의식. 나무나 하늘, 햇살 같은 자연을 응시하며 미지근한 물을 마시는 3분이 나의 하루 컨디션을 좌우한다.

4 자가포식을 위해 아침 공복 시간을 지킨다. 이때, 공복 운동을 통해 효과를 배가시키고 운동 전 올리브오일 한 스푼으로 효율을 한층 끌어올린다.

5 하루의 첫 끼인 아침은 항산화볼로 시작한다. 공복 상태에서는 음식의 체내 흡수율이 높아지므로 첫 끼니는 특히 '양질의 영양소 섭취'를 우선시한다.

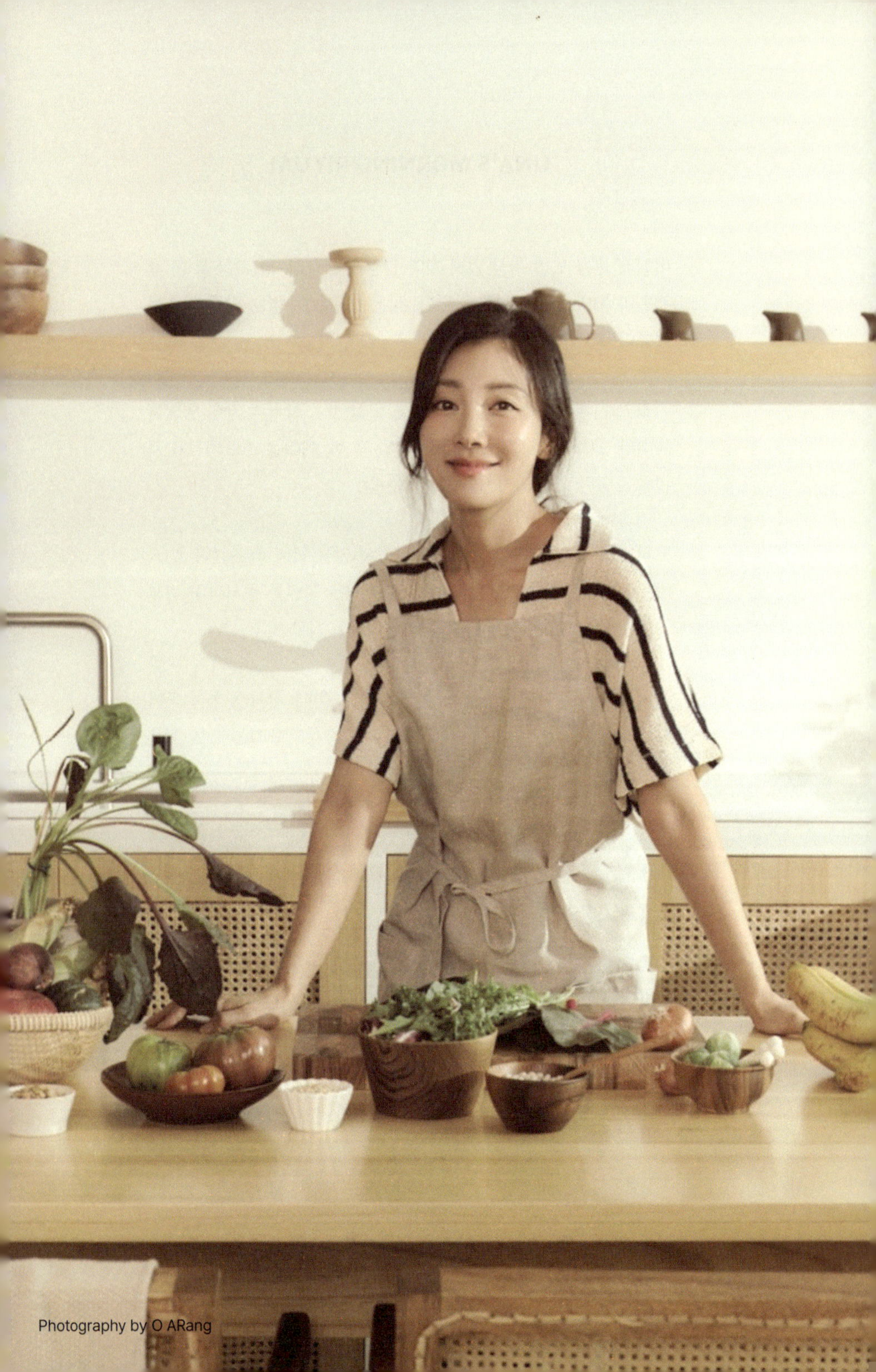
Photography by O ARang

PART 2

나의 건강 식단:

UNA'S DIET RITUAL

지금 저 사람 냉장고에는

뭐가 들어 있을까?

UNA'S
DIET
RITUAL

그간 좋다는 식단은 대부분 시도해 보았다. 단식, 생식, 채식, 키토식, 카니보어, 전분 끊기, 지방 제한, 간 해독 식단까지. 그리고 내가 얻은 결론은 하나였다. 극단적인 방식은 영양소 불균형으로 오는 '일시적 체중 감량' 효과만 있을 뿐 실제로는 건강에 아무런 이점이 없다는 것. 결국 내가 택한 것은 극단적인 제한이 아니라 균형 잡힌 식단이었고, 그 방향에 가장 잘 맞았던 것이 **블루존**Blue Zones **식단**[*]**과 마인드**MIND **식단**[**]이었다. 두 식단을 병행한 뒤 내 몸에 찾아온 '건강한 변화'는 지금까지 시도해 본 그 무엇과도 비교할 수 없을 만큼 최고라 말할 수 있다!

---

[*]   세계에서 가장 건강하게 장수하는 5대 지역(블루존)의 식습관
[**]   지중해식과 고혈압 예방(DASH) 식단을 결합하여 치매 예방 목적으로 개발된 식단

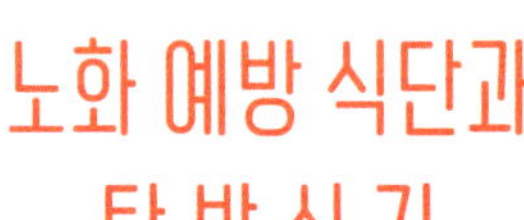

노화 예방 식단과
탄.발.식.기

건강한 식습관에 관심이 있다면 블루존 식단이나 마인드 식단에 대해 한 번쯤 들어봤을 것이다. 내가 점심과 저녁 식사에 적용 중인 식단은 이 두 식단의 장점만 취합하여 완성한 '노화 예방 식단'이다. 블루존 식단의 핵심 원칙인, 유제품과 당 섭취 제한, 발효식 섭취와 소식 습관을 차용하고, 마인드 식단에서 복합탄수화물과 적당량의 채소 및 육류 섭취 원칙 등을 접목했다. 단순히 유행하는 식사법을 따르는 수준을 넘어, 각 식단이 가진 영양적 가치를 현대인의 생활 패턴에 맞춘, 꽤 현실적인 방법이므로 오랜 기간 유지하기 매우 수월하다는 장점이 있다.

노화 예방 식단을 실천하기 쉬운 나만의 공식이 있다. 바로 어떤 메뉴를 먹든 **탄·발·식·기**가 포함되었는지 체크하는 것이다.

이상적인 식단이 아닌, 지금보다 나은 식단

'당 섭취 제한?' 이 원칙을 듣고 벌써 '나는 아예 불가능하겠다' 라는 생각부터 들었을 수 있다. 하지만 앞서 말했듯, 이 책은 극단 적인 방식을 권하지 않으며, 무엇보다 나조차도 그런 원칙은 오래 유지하지 못하므로 권할 수도 없다.

사실 당은 아무리 건강식을 잘 골라 먹어도 완전히 피하기 어 렵다. 유튜브 채널에서 설탕 섭취의 위험성을 몇 년째 강조해 왔 지만 나 역시 설탕 0%의 삶을 살고 있지는 않다. 대신 영상에서 말 했듯, 하루에 섭취할 수 있는 설탕의 양을 '1작은술'로 정해두고, 그 안에서 자유롭게 섭취한다. 때로는 한식 반찬을 통해, 때로는 파스타 소스를 통해 섭취하기도 한다.

물론 소스에 들어간 단 0.1%의 설탕까지 아예 안 먹을 수 있다 면 정말 이상적이겠지만, 현대사회에서 설탕 0%의 삶을 지속한다는 것은 상상만으로도 스트레스다! 몇 년 전 무설탕 챌린지를 시도했을 때의 일화가 떠오른다. 회식으로 찾은 일식집에서 내어준 간장조차 설탕이 함유되어 있어, 결국 숙성회를 참기름에 찍어 먹게 되었다. (참치도 아니고…)

건강한 식습관을 시도할 때 중요한 건 처음부터 '완벽한 배제'를 고집하지 않는 것이다. 감당 가능한 범위 안에서 '지금보다' 얼마나 줄여나갈 수 있는지가 더 중요하다.

이런 시행착오들을 거친 나의 점심과 저녁 식단을 짧게 설명한다면, 언뜻 보기에 복잡해 보일 수 있지만, 조금만 들여다보면 꽤나 자유롭다고 말하고 싶다. 적어도 배고픔을 참아야 하는 식단은 아니다. 다양한 한식 메뉴에서 이것저것 골라 먹기도 하고, 고기는 물론, 빵에 토마토와 올리브오일로 만든 소스를 곁들이기도 한다. 다만, 여기서 중요한 건 무엇을 먹든 내가 정해둔 네 가지 기준, 탄·발·식·기를 빠뜨리지 않는다는 것이다.

다시 한 번 깨닫게 되는 한식의 우수성

건강한 식단을 지키겠다고 마음먹는 순간, 가장 먼저 막히는 지점은 늘 같다.

‘그래서 뭘 어떻게 먹으라는 거야?’

생각보다 답은 단순하다. 결론부터 말하자면, 가장 쉬운 출발점은 ‘한식’이다. 특히 마인드 식단의 경우, 발효식 종류가 다양한 한식과 겹치는 부분이 꽤 많다. 식단에 잡곡밥(탄) 하나 올리고, 청국장이나 된장국(발)을 곁들이고, 쌈 채소(식)를 더한 뒤, 들기름 한 스푼(기)만 추가해도 ‘탄·발·식·기’는 어렵지 않게 완성된다.

우리에게는 너무 흔해서 특별할 것 없어 보이는 조합이지만, 해외에서는 이미 ‘한식 = 건강식’이라는 공식이 통한다. 심지어 빵이 주식인 호주 친구들이 나보다 한식에 더 큰 관심을 보이고, 한식을 먹는 것이 하나의 유행일 정도다. 그러니 한국인이라면 한식을 적극 활용하는 게 이득이다. 뼛속까지 한식 러버인 내 입장에서는 건강한 식단을 지키는 일이 자연스럽게 쉬워졌다.

물론 숙제는 남아 있다. 한식의 단점으로 꼽히는 높은 염도는 조절이 필요하다. 장점은 살리고, 부담은 줄이는 방향이 핵심이다. 또한, 평소 한 끼 정도는 자연스레 찾게 되는 빵을 곁들인 식사는 어떻게 건강하게 먹을 수 있을지도 고민해 볼 문제다.

그렇다면 매 끼니 탄(탄수화물), 발(발효식), 식(식이섬유), 기(좋은 기름)를 빠짐없이 그리고 균형 있게 챙기기 위해서는 구체적으로 어떻게 식단을 구성하는 것이 좋을까?

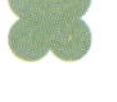

탄수화물은 식단에
'꼭' 포함되어야 한다

식사할 때 탄수화물을 꼭 챙겨 먹는다고 하면 따라오는 질문은 늘 같다. "그렇게 먹어도 살 안 쪄?"

키토 식단이 건강식이라는 인식이 자리 잡은 후, 탄수화물은 사회적으로 공공의 적이 되어버렸다. 지인에게 '고기와 채소만으로 건강을 유지하고 있다'라는 말을 듣고 나도 모르게 열변을 토하다가 그들의 질려버린 표정을 마주한 적도 있었다.

인간의 몸은 탄수화물 없이는 살아갈 수 없다. 탄수화물은 우리 몸의 주된 에너지원이다. 탄수화물, 단백질, 지방 모두 각자의 분명한 역할이 있음에도, 탄수화물만 유독 다이어트 혹은 혈당이란 단편적인 이유로 공포의 대상이 되어버렸다. 하지만 우리가 경

계해야 할 대상은 혈당을 빠르게 올리는 '정제탄수화물'이지 식이
섬유와 각종 미네랄 등을 함유해 오히려 혈당 안정에 도움을 주는
'복합탄수화물'이 아니다. 다시 말해, 내가 식단에 꼭 포함시켜야
한다고 강조하는 탄수화물은 하얀(정제) 밀가루로 만든 빵과 면,
흰쌀밥, 떡 등의 정제탄수화물이 아니라, 잡곡밥과 천연 발효빵과
같은 '복합탄수화물'이라는 뜻이다.

완벽에 가까운 복합탄수화물, 잡곡밥

유튜브와 SNS 등 인터넷 매체에서 정보가 쏟아지는 요즘, 이
제는 '잡곡밥도 몸에 안 좋다'는 말까지 나와 사람들을 더 혼란스
럽게 한다. 이러한 내용들을 보고 있자면 나도 현기증이 난다. 단
편적인 논리를 앞세워 모든 것을 먹지 말라 표현하니 '이러다 다
들 굶고 살겠네…'란 생각이 들 정도다.

그들이 흔히 잡곡밥의 단점으로 꼽는 것은 '소화' 문제와 현미
의 '독성'이다. 현미의 독성은 피틴산이나 렉틴과 같은 항영양소
anti-nutrients인데, 이는 식물이 스스로를 보호하기 위해 만드는 성분
으로 다량 섭취 시 소화 장애를 유발할 수 있다. 하지만 이는 물에
불리는 과정을 통해 쉽게 줄일 수 있다. 게다가, 요즘은 애초에 현
미를 발아시켜 독성을 줄인 '발아현미'도 판매하고 있어 건강한 잡

곡밥 짓기가 더 수월해졌다. 또한, 잡곡류와 흰쌀의 비율을 조절해 개인 소화력에 맞추는 것도 가능하니 '잡곡밥을 먹지 말라'는 일방적인 말은 흘려듣기 바란다.

내가 선호하는 잡곡밥의 기본 비율은 '발아현미 40% + 백미 10% + 귀리 10% + 찹쌀현미 10% + 콩 30%'이다. 콩은 주로 부드러운 렌틸콩을 넣지만, 병아리콩, 검정콩 등으로 바꿔주기도 하고 추가로 퀴노아도 자주 넣어 밥을 짓는다.

◆ NOTE

비기너를 위한 팁

흰쌀밥에 익숙해 잡곡밥의 식감이 어렵다면

☑ 찹쌀현미나 검정찹쌀을 조금 넣어 찰기를 높이면 좋다.

☑ 식감을 부드럽게 만들 수 있는 잡곡별 '불리기 시간'을 참고해 밥을 짓는다.

예를 들어 비교적 부드러운 렌틸콩, 조, 퀴노아 등은 괜찮지만, 딱딱한 식감인 현미, 귀리, 검정콩, 카무트 등은 최소 6시간 정도 불렸다 밥을 짓는 게 좋다.

※밥솥에 따라서도 차이가 있으니, 불리는 시간이나 물의 양은 조금씩 조절한다.

식이섬유 섭취 증가로 속이 불편하다면

처음엔 쌀 비율을 높게, 잡곡과 콩 비율을 낮게 시작해 어떤 비율이 나에게 좋은지 단계적으로 맞춰간다. 잡곡 비율에 정답은 없다. '잡곡을 많이 넣어야 무조건 좋다'라는 식보다는 내 몸에 맞는 비율이 정답이다.

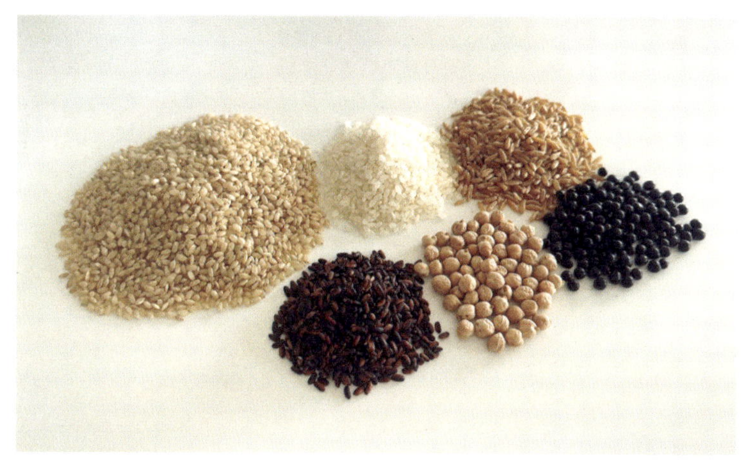

　복합탄수화물 중 잡곡밥을 가장 선호하는 이유는 빵 대비 당독소가 낮은 건 물론이고(밥은 굽는 게 아닌 찌는 방식이기에), 발아현미로 섭취 시 독성은 줄고, 영양 성분은 오히려 극대화시키기 때문이다. 게다가 콩과 잡곡을 혼합하면 필수 아미노산 9가지를 포함한 단백질, 불포화지방산, 오메가-3와 6, 비타민과 미네랄, 효소 등이 추가된 '완벽에 가까운 복합탄수화물'이 된다. 그러니, 독성에 대한 괜한 걱정으로 잡곡밥을 피하는 일은 없길 바란다!

원재료의 고소한 풍미까지! 천연 발효빵

　빵이 주식인 분에게는 복합탄수화물로 '천연 발효빵'을 추천한

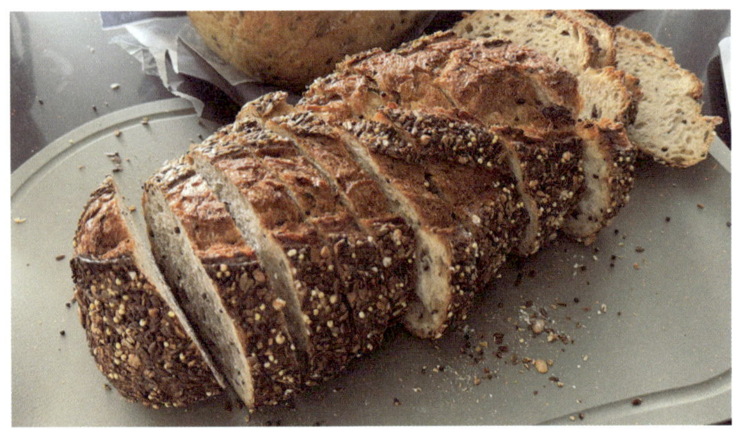

다. 천연 발효빵은 말 그대로 **천연 발효종** Sourdough starter [*]으로 만든 빵인데, 우리가 흔히 알고 있는 사워도우, 깜빠뉴, 치아바타 등이 여기에 속한다.

호주에서 지낼 때 나의 주식은 사워도우 빵이다. 우리나라에서는 아직 사워도우 같은 천연 발효빵이 대중화되지 않아 일부 베이커리에 가야만 찾을 수 있지만, 호주에서는 마트나 베이커리 체인점 등 가까운 곳에서 마치 식빵처럼 쉽게 구할 수 있다.

[*] 밀가루와 물을 실온에서 발효해 효모와 유산균을 자연적으로 배양한 것이디. 인공 이스드보다 발효는 더디지만 풍미가 깊고 질감이 독특하다. 발효 과정에서 생성된 유기산과 효소 덕분에 미네랄 흡수율이 높아지고 소화 부담은 줄어든다.

처음 사워도우 빵을 먹었을 때가 기억난다.

'이게 뭔 맛이야…?'

강하진 않았지만, 내 예민한 후각에 신 냄새가 느껴졌다. 거친 식감은 물론이고 부서지는 듯한 식감도 영 어색했다. 그 당시 설탕에서 오는 달큰한 뒷맛과 글루텐gluten이 주는 쫀득한 식감에 길들여져 있었으니, 사워도우 빵은 그야말로 물음표 덩어리였을 수밖에. 그럼에도 내가 천연 발효빵을 추천하게 된 이유는 뭘까?

천연 발효빵은 일반적인 빵이 가진 단점, 즉 더부룩함, 급격한 혈당 상승, 부족한 영양소 등을 어느 정도 보완해 준다. 인공 이스트가 아닌, 천연 발효종을 사용해 천천히 발효시킨 천연 발효빵은 글루텐 분해가 잘 이루어져 소화가 한결 수월하고 비타민B군, 유기산 등 영양소 함량이 일반 빵에 비해 더 높다. 또한, 혈당 반응이 완만해 빵을 주식으로 삼고자 하는 사람들에게 좋은 대안이 되어 준다.

사워도우 빵에 맛을 들인 뒤로는 흰 밀가루 빵에 도무지 손이 가지 않는다. 소화가 편한 것도 이유지만, 한입 베어 물면 퍼지는 원재료의 고소한 풍미도 좋고, 게다가 이제는 자연 발효 특유의 은근한 산미에 제대로 빠졌다!

천연 발효빵도 글루텐 함량이 0%는 아니다

글루텐은 밀, 보리, 호밀의 단백질 복합체로 빵 특유의 쫄깃한 식감을 만든다. 하지만 소화 효소로 잘 끊어지지 않는 글루텐의 끈끈한 성질이 장 내벽을 자극하고 가스를 유발해 만성적인 더부룩함과 염증의 원인이 될 수 있다. 게다가 식이섬유가 정제된 흰 밀가루로 만든 빵은 장에서 분해되는 속도가 훨씬 빨라 혈당을 급격하게 올린다.

물론 아무리 천연 발효빵이라 할지라도 글루텐 함량이 쌀처럼 0%는 아니다. 하지만 보통의 건강한 성인이라면 소량(천연 발효종 빵에 함유된 정도)의 글루텐은 큰 문제가 되지 않는다. 단, 글루텐 알레르기, 셀리악병, 글루텐 민감성이 있는 경우에는 소량에도 반응할 수 있으므로 반드시 주의가 필요하다.

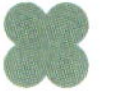

유산균 한 알로는 부족하다!
발효식

'발효식에 장내 환경을 개선하는 유익균이 풍부하다'는 말은 이제 설명이 필요 없는 상식이 되었다. 뇌 건강을 위한 '마인드 식단'에서도, 5대 장수 지역 '블루존'에서도 발효식은 오랜 시간 우리 식탁에 올라왔다. 다시 말해 시대와 문화는 달라도, 오래 살아온 사람들의 식생활에는 공통적으로 발효식이 자리하고 있었던 것이다. 이 사실은 유익균이 지닌 역할을 조용히 증명한다.

그러나 매 끼니 완벽하게 발효식을 챙기기는 어렵다. 그래서 나는 최소 하루 한 끼만큼은 발효식을 곁들인다. 내가 이런 말을 하면, 이미 유산균 영양제를 챙겨 먹고 있는데 굳이 그럴 필요가 있느냐고 묻는 사람이 있다. 하지만 오늘 하루 먹은 것들을 떠올려 보자. 자극적인 양념, 턱없이 부족한 식이섬유. 외식을 했다면 아마 더 심각할 것이다. 과연 유산균 한 알이 이 모든 걸 상쇄해 줄 수 있을까? 결국 장 건강을 지키는 힘은 약병 속 '한 알'보다, 끼니 속 '선택'에 있다는 쪽이 더 현실적이다.

유익균 섭취의 첫 번째 목적은 언제나 장내 환경 관리다. 장 점막을 보호하고, 염증을 조절하며, 영양 흡수를 돕는 일. 그런데 '장 관리가 뭐 그리 대단한 일인가' 반문하는 사람도 적지 않다. 장은 단순히 음식을 소화하는 기관이 아니다. 몸 전체의 균형을 떠받치는 중심에 가깝다. 인체 면역세포의 약 70%가 장을 중심으로 한 장관 면역계에 분포한다는 사실을 알고 난 뒤, 발효식은 내 식단에서 선택이 아니라 필수 '기준'이 되었다. 면역력이 바닥을 쳐본 경험이 있는 나로서는 장 관리의 중요함을 이론보다 먼저 몸으로 배웠기 때문이다.

그렇다면 이제 남은 질문은 하나다. 바쁜 일상에서도 부담 없이 발효식을 식탁에 올릴 수 있는 방법은 무엇일까?

한식의 발효식

사실상 발효식의 천국은 한국이라 감히 말하고 싶다. 청국장, 된장, 고추장, 간장 등 각종 장류는 물론이고 수많은 종류의 김치,

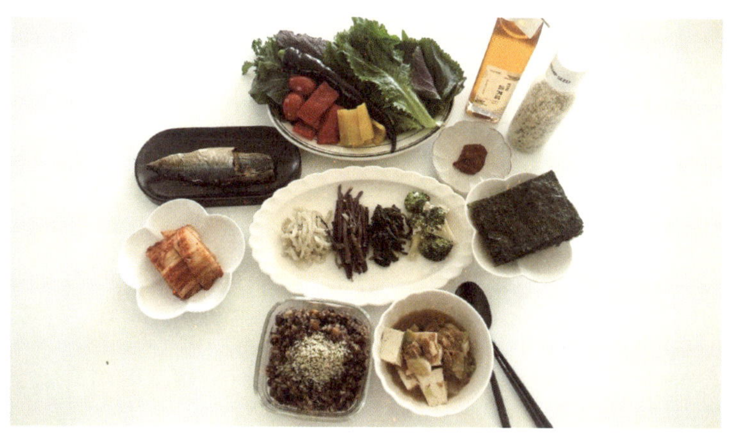

장아찌 등 한국의 발효 식품은 이제 전 세계적인 건강식으로 인정받고 있다. 간혹 발효 장에 퓨린이 함유되었다고 걱정하는 분들도 있지만 암 환자처럼 면역력이 저하되거나 소화기관이 매우 약해진 경우가 아니라면, 보통의 건강한 사람들에게는 전혀 문제 될 부분이 아니라고 한다.

한국인이 한국 발효식을 적극 섭취해야 함은 당연지사다. 다만, 그래도 뭔가 께름직한 건 아마 '염분'에 대한 걱정이 첫 번째로 떠올랐기 때문일지 모른다. 하지만 요즘은 훌륭한 저염 제품은 물론이고 맛과 향이 순한 제품까지 대거 출시되고 있지 않은가. 유튜브와 SNS에서 '건강' 키워드로 추천되는 각종 장류를 포함한 발효 식품을 보면, '착한 성분들로 어찌 이리 맛까지 잡았지?' 감탄스러울 정도다. (한국인이 얼마나 꼼꼼하고 똑똑한지 다시 한 번 느껴지는 순간이기도 하다.)

덧붙여 건강 식단을 유지할 때는 오히려 염분 섭취가 부족해지는 경우가 종종 있다. 특히 단백질과 샐러드만 먹는 경우에는 더욱 그렇다. 게다가 다이어트 식재료 하면 떠오르는 브로콜리, 아보카도, 토마토, 각종 콩류 등은 염분을 배출하는 칼륨 함량이 높기까지 하다. 따라서 다이어트 중이라면, 하루에 필요한 염분 섭취량을 저염 제품으로 출시된 한국 발효식으로 채우는 것도 여러모로 좋은 방법이 될 수 있다.

나는 발효식으로 '엄마표' 김치를 항상 식탁에 올린다. 아무래도 가정에서는 시판 김치보다 좋은 소금을 사용하고 비교적 저염으로 담그기 때문이다. (우리 엄마는 직접 간수를 빼 숙성한 천일염을 넣으신다. 간수를 뺀 천일염은 쓴맛이 적고 미네랄이 풍부해 김치의 발효를 돕고 맛을 깊게 만들어주기까지 한다.) 엄마표 김치는 내가 섭취하는 발효식 중 단연코 가장 훌륭한 음식이다.

그래도 한식의 염분이 걱정된다면?

저염 제품이나 저염 조리법을 써도 한식 특성상 염분 섭취량이 많아질 때가 있다. 그래서 나는 한식을 차릴 때 항상 방울토마토와 단호박을 곁들인다. 칼륨이 풍부해 나트륨 섭취량의 균형을 맞출 수 있다.

빵 식단의 발효식

빵을 주식으로 먹을 때는 주로 발효빵, 요거트, 치즈 등의 발효식을 선택한다. 다만, 뒤에서 자세히 설명하겠지만 나는 유제품을 먹지 않으므로 일반 요거트나 치즈를 '비건' 치즈, '두유' 요거트 등의 제품으로 대체한다. 또한

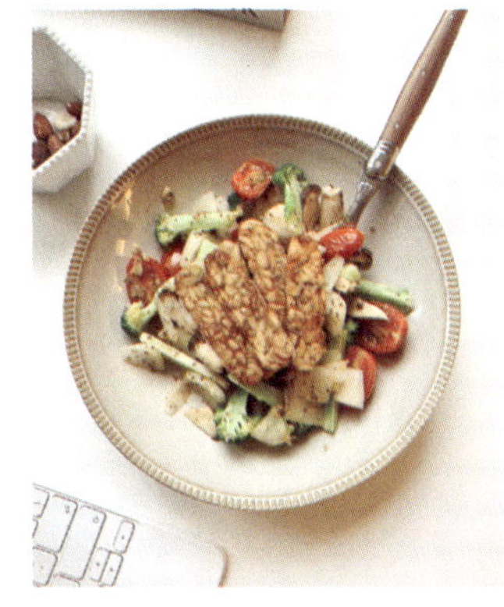

빵을 먹을 때 양배추를 발효한 독일식 김치 사워크라우트_{Sauerkraut}를 곁들이거나, 고기패티 대신 **템페**_{Tempeh}*를 선택하기도 한다.

많은 사람이 왜 다양한 비건 요거트 중 '두유' 요거트를 선택했는지 묻는다. 이유는 명확하다. 여러 가지를 테스트했을 때 두유 요거트 맛이 가장 담백하고 깔끔하기도 했지만, 무엇보다 코코넛이나 귀리 요거트보다 단백질 함량이 훨씬 높다.

우유 요거트만 먹는다는 분들껜 '저지방', '무지방' 등 지방을 낮춘 제품을 추천한다. 그리고 여성분들에겐 각종 여성 질병 예방을 위해 조금 어렵더라도 비건 요거트를 시도해 보라고 조심스레 권하고 싶다. (PART 5에서 자세히)

---

* 콩을 통째로 발효시켜 고기처럼 단단하고 쫄깃한 식감을 지닌 인도네시아의 전통 발효 식품. 강한 향 없이 담백하고 고소해 다양한 요리에 활용되는 고단백 비건 식재료다.

적당량의 채소(식이섬유)는
선택이 아니라 필수

건강 정보의 홍수 속에서 채소 섭취 또한 찬반론이 나뉘기 시작했다. 하지만 잡식성인 인간의 신체 구조가 식물성 영양소에 최적화되어 있다는 사실은 변함이 없다. 육식동물보다 훨씬 긴 소화기관, 어금니, 장 속의 수조 마리 미생물과 서로 도우며 살아가도록 설계된 체계, 이 모든 게 바뀌지 않는 한, 적정한 식이섬유 섭취는 장 건강을 지탱하는 핵심이자 필수 조건이다.

섬유질은 인간의 긴 장의 통로 청소가 원활해지게 돕고, 면역의 70%를 담당하는 장내 유익균에게 전달되는 연료이기도 하다. 세계적인 베스트셀러 《클린》의 저자 알레한드로 융거 박사 또한 강조했듯이, 우리 몸의 독소를 제거하고 면역력을 키우는 강력한 도구는 장내 유익균을 살리는 식이섬유다.

문제는 채소가 몸에 좋다고 해서 필요 이상의 양을 먹거나 무리한 '생식生食'을 하면 소화 장애를 일으킬 수도 있다는 것이다. 또한 과한 열조리로 영양소가 손실되거나 당독소만 높이는 결과가 나오기도 한다. 결국 채소를 건강하게 먹는 포인트는 나에게 필요한 '적정량'을 아는 것과 올바른 '조리법'이라 할 수 있다.

나는 매 끼니 적정량의 채소를 곁들인다. 그러나 모든 채소를 똑같은 방식으로 먹지는 않는다. 식재료의 영양 흡수율을 고려해 신선한 생채소 그대로 먹는 생식, 가볍게 찌는 화식 중에서 선택한다. 그렇다면 생식과 화식에 각각 적합한 채소는 무엇이고, 섭취량은 어떻게 조절해야 할까?

생식에 적합한 채소

생으로 먹었을 때 비타민과 효소를 가장 온전히 흡수할 수 있는 채소들은 다음과 같다.

- 녹색 잎(쌈) 채소, 과채류(오이, 가지고추, 파프리카 등), 양파 등

나는 하루 한 끼 한식 상차림에 쌈 채소 3~4장 정도를 올리는데, 적상추와 깻잎, 적겨자채를 가장 애용한다.

과채류의 경우 컬러별로 영양소(파이토케미컬Phytochemicals)가 다르므로 두 가지 이상의 컬러풀한 채소를 섞어 먹는 편이다. 주로 가지고추 1개와 각가지 색의 파프리카 1/3개 정도의 양을 한 끼에 먹는다. 그리고 식단에 기름진 고기가 포함된 경우에는 양파 작은 것 1/2개를 얇게 슬라이스해 곁들인다. 양파의 퀘르세틴Quercetin 성분이 지방 흡수를 억제하고 혈관 건강을 돕는다.

화식에 적합한 채소

화식으로 추천하는 채소는 열을 가하면 소화 흡수율이 좋아지거나 미량의 독성이 사라지는 종류이다.

- 양배추, 브로콜리, 무, 비트, 가지를 비롯해 시금치, 고사리와 같은 각종 나물 등

채소를 섭취할 때 가장 신경 쓰는 것은 조리법이다. 영양소 손실을 최소화하기 위해 '찌는' 방법을 고수하는데, 식단에 따라 샤

부샤부처럼 살짝 삶기도 한다. 반면 굽거나 튀기는 방식은 당독소를 급격히 높이므로 가급적 피하고 있다. (당독소 줄이는 조리법은 뒤에서 더 자세히 다룬다.)

채소는 개인의 체질과 소화 능력에 따라 권고되는 양이 다르므로 섭취량도 신경 써야 한다. 채소를 생으로 섭취하면 가스가 차거나 소화가 잘 안 돼 불편함이 느껴질 수 있으니 이 경우 섭취량을 조절해야 한다. 익힌 채소는 생채소보다 양을 늘려도 무방하지만 이 역시 개인의 소화력을 기준으로 양을 조절하는 것이 좋다.

여담으로, 나는 나물을 워낙 좋아해 한식 식단에 항상 두어 가지를 포함한다. 그런데 럭키하게도 좋은 재료를 고집하는 동네 반찬 가게를 발견했다. (내 기준에 통과할 반찬 가게가 많지 않은데 말이다.) 손맛까지 훌륭해 그 이후 나물은 꾸준히 그 반찬 가게에서 사다 먹는다.

생식에도 화식에도 적합한 채소

생식과 화식이 모두 가능한 채소는 '내가 원하는 영양소'에 초점을 맞춰 조리법을 선택한다. 수용성 비타민(비타민C, B균)을 섭취하고자 하면 생으로, 지용성 영양소 섭취가 우선이라면 익혀 먹는다.

• 당근, 토마토, 빨간 파프리카 등

개인적으로 수용성 비타민은 다른 생채소를 통해 다양하게 섭취하기 때문에 당근과 토마토, 빨간 파프리카는 지용성 성분 흡수에 초점을 두고 화식으로 활용하는 편이다. 특히 이 채소들에 풍

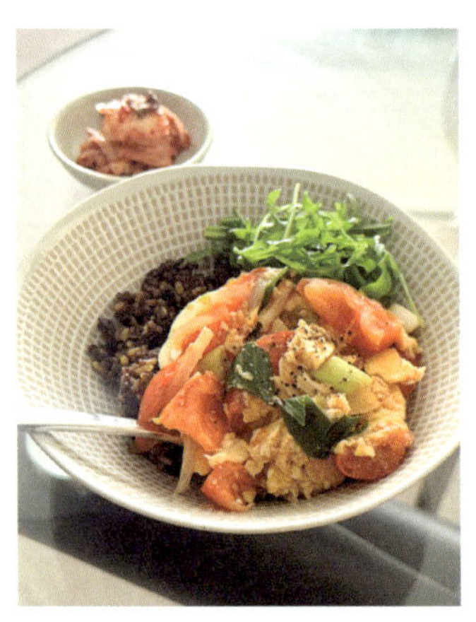

부한 카로티노이드(지용성 영양소) 흡수율을 높이고 싶다면 익혀 먹는 것이 유리하다. (당근, 토마토, 빨간 파프리카에는 각각 베타카로틴, 라이코펜, 캡산틴이 풍부하다.)

또한, 세 가지 모두 올리브오일과 만나면 흡수율이 크게 증가하니 조리 시 참고하자.

건강의 밀도를 결정하는 한 방울,
좋은 기름

예전에는 기름 하면 그저 살찌는 주범 취급을 받았다. 하지만 이제는 어떤 기름을 선택하느냐에 따라 건강에 도움이 될 수도 있다는 인식이 제법 자리잡은 듯하다. '기름도 기름 나름'인 것이다. 마트 진열대 앞에서 올리브오일의 산도를 비교하고, 기름마다 발연점을 따져보는 모습도 더 이상 낯설지 않다.

그렇다. 기름은 단순히 조리를 위한 재료가 아닌, 우리 몸의 순환 체계를 다시 잡아줄 수 있는 능동적인 선택지다. 흔히 쓰는 식용유(고도 정제 식물성 씨앗 기름, 대표적으로 콩기름)와 올리브오일을 예로 비교해보자. 같은 음식이어도 어떤 기름으로 조리했느냐에 따라 우리 몸에 남기는 결과는 확연히 달라진다. 식용유는 조리 과정에서 불필요한 부산물을 생성하며 체내에 조용히 염증을 만들고, 혈관과 장에 부담을 준다고 알려져 있다. 반면 올리브오일은 풍부한 항산화 성분을 품고 있어 염증 반응을 억제하며 장내 환경을 온화하게 유지시켜준다.

그뿐만이 아니다. 좋은 기름은 우리 몸이 스스로 합성하지 못하는 필수 지방산(특히 오메가-3와 일부 오메가-6)을 공급한다. 이 지방산들은 혈관과 심장 건강을 지키는 데 중요한 역할을 한다. 반면 고도로 정제된 식물성 씨앗 기름, 즉 식용유는 LDL 콜레스테롤 (일명 나쁜 콜레스테롤) 수치를 높이고 혈액을 끈적하게 만들어 심혈관에 부담을 줄 수 있다. 당장 눈에 띄지 않지만, 매일의 식사가 쌓이면 그 차이는 분명해진다.

기름의 중요성에 대해 제대로 알기 전에는 설명할 수 없었다. 같은 음식을 먹고도 어떤 날은 유난히 피곤하고, 어떤 날은 속이 편안했던 이유를 말이다. 이제는 안다. 내가 선택한 한 방울의 기름이 내 혈관의 순환 질서를 결정하고, 그에 따라 내 건강의 균형이 좌우된다는 것을.

그렇다면 내가 고수하는 '좋은 기름'은 무엇일까?

들기름과 올리브오일

내가 하루도 빠짐없이 챙기는 좋은 기름은 들기름과 올리브오일이다. 한식을 먹을 때는 늘 들기름 한 숟가락을 입에 머금는다. 오메가-3 섭취가 목적이긴 하지만, 사실 입안에 퍼지는 들기름의 고소한 향에 빠졌기 때문이기도 하다.

한편, 올리브오일은 나의 식단에서 비중이 큰 기름이다. 고온으로 요리를 거의 하지 않는 나로선 생식이든 저온 조리든 대부분 올리브오일을 사용한다. 그러니 한 병 개봉하면 2주도 안 돼 소진되어 버린다. 내가 쓰는 올리브오일은 시칠리아(이탈리아 남부)에서 내가 직접 수입한 100% 유기농 '엑스트라 버진 올리브오일'인데, 특유의 은은한 풀 내음과 과일 향이 더해져 사워도우에 곁들일 때 풍미가 정말 좋다.

엑스트라 버진 올리브오일은 발연점이 낮아 조리에 적합하지 않다고 오해하는 사람이 많다. 그러나 실제로는 풍부한 항산화 성분 덕에 일반적인 볶음이나 구이 조리(180℃ 이하)에는 오히려 구조적으로 매우 안정적이라고 한다. 이는 폴리페놀, 토코페롤(비타민 E)이 산화 속도를 늦추는 '산화 방패' 역할을 하기 때문이다.

단, 220℃ 이상의 고온에서 장시간 가열하는 조리에는 적합하지 않다. 그래서 가끔 손님 초대로 양고기를 굽거나 베이킹을 할 때는 '아보카도오일'을 사용한다. 고온 조리에서는 발연점이 높고 지방산 구조가 더 안정적이어야 하기에 비정제(엑스트라 버진, 냉압착 방식cold-pressed)가 아닌, '정제refined*' 아보카도오일을 선택한다.

좋은 기름의 발연점과 주요 영양 성분

아보카도오일 외에도 눈여겨볼 만한 좋은 기름들이 있다. 각 기름의 발연점과 주요 영양 성분을 정리했으니, 조리 시 가이드로 활용해 보자.

종류	발연점(약)	주요 영양 성분	최적의 조리법
(정제) 아보카도오일	250~270℃	단일불포화지방산(올레산), 비타민E	고온 조리 (볶음, 구이, 팬프라이)
마카다미아 오일	210~230℃	단일불포화지방산(비율 매우 높음)	일상 조리(볶음, 구이)
(엑스트라 버진) 올리브오일	175~204℃	단일불포화지방산(올레산), 폴리페놀, 비타민E	중저온 조리, 생식, 샐러드 드레싱
버진 코코넛오일	175~180℃	중쇄지방산(MCT), 라우르산	특정 요리(향 고려), 180℃ 이하 베이킹
호두오일	160℃ 내외	오메가-3(ALA), 폴리페놀	가열 최소화(하지 않는 것이 가장 좋음), 샐러드, 무침, 비가열 마무리용
들기름 (저온 압착)	160℃ 내외	오메가-3(풍부), 리그난	가열 최소화, 무침, 비가열 마무리용

* **비정제 아보카도오일 발연점**: 약 190℃ 전후, **정제 아보카도오일 발연점**: 약 250~270℃

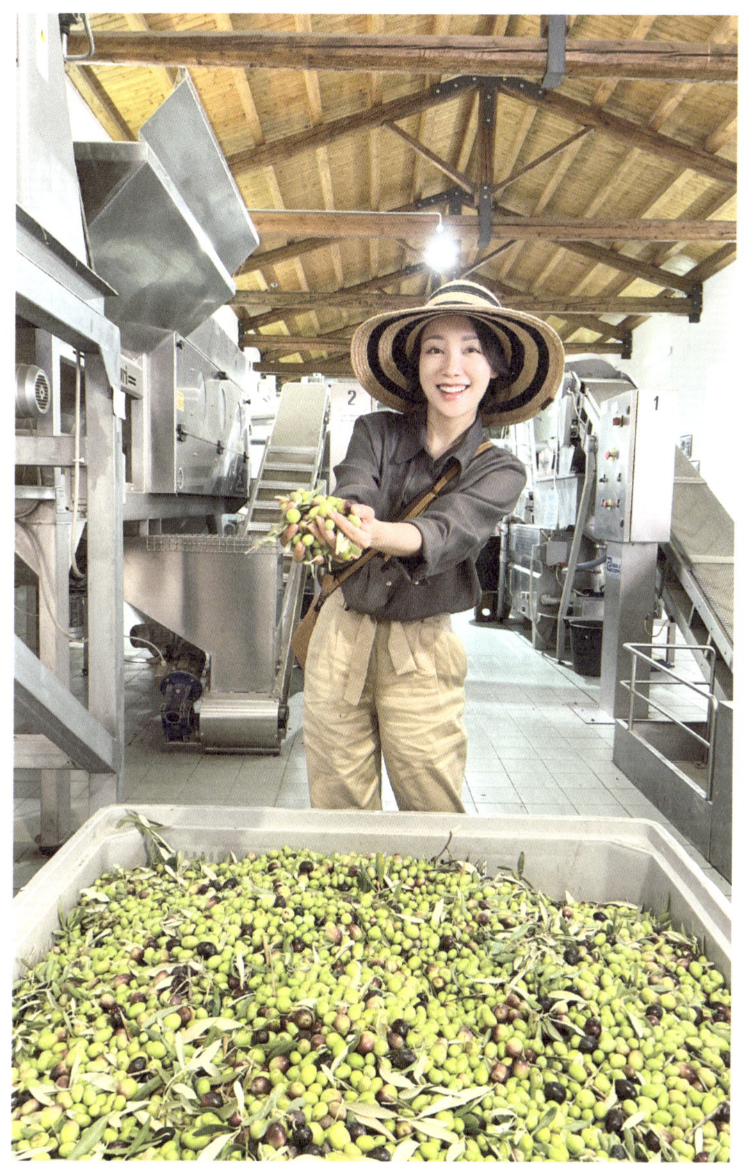

견과류는 오메가-3 식품이 아니다!

온라인상에는 생각보다 잘못된 정보들이 많은데, 그중 하나는 견과류가 풍부한 오메가-3 식품으로 알려진 것이다. 우리가 먹는 대부분의 견과류는 오메가-6 함량이 압도적으로 높다. 물론 각종 미네랄과 식이섬유 보충 등 견과류 섭취에는 다른 이점이 많고 오메가-6 역시 우리 몸에 필요한 필수 지방산이다. 하지만, 우리는 체내의 오메가-3 : 오메가-6의 균형을 먼저 생각해야 한다. 오메가-6의 섭취 비율이 오메가-3에 비해 지나치게 높아지면 몸속 염증의 원인이 될 수 있기 때문이다. 오메가-3와 오메가-6의 적정 비율은 1:1에서 1:4, 요즘은 1:10까지도 권장되지만, 현대인들의 현실은 1:20~50까지 과도하게 그 격차가 벌어져 있다고 한다.

평소 식단에서 들기름, 햄프씨드 등을 통해 오메가-3를 충분히 섭취하고 있는지 한번 체크해 보자. 만일 그렇지 못하다면 영양제를 통해서라도 부족한 양을 보충하는 것이 좋다.

우리가 조심해야 할 건 '고도 정제 식물성 씨앗 기름*'

내가 외식을 꺼리는 이유 중 하나는 흔히 '식용유'라 부르는 고도 정제 식물성 씨앗 기름 때문이다. 아무리 건강한 한식당을 찾아가도 달걀말이, 생선튀김, 볶은 반찬 등 식용유를 사용하지 않은 음식이 없다. 모든 요리에 올리브오일이나 아보카도오일을 쓴다면 식당은 남는 게 없는 장사가 될 테니, 어찌 보면 당연한 일이

---

* **고도 정제 식물성 씨앗 기름 종류:** 대두유(가장 널리 사용되는 식용유), 옥수수유, 해바라기씨유, 카놀라유(유채씨앗), 포도씨유, 쌀겨유 등

다. 내가 집밥을 선호할 수밖에 없는 이유이기도 하다.

지금은 찾아보기 어렵지만, 내가 어릴 적 TV에서 자주 나오던 식용유 광고에서는 '옥수수만을 100% 사용한', '건강한 식물성'이라는 표현을 했었다. 그래서인지 지금도 식용유를 그저 '옥수수에서 뽑아낸' 가격 착한 조리용 기름이라 인식하는 어르신들이 많다. 명절에 전을 부치면서 식용유의 위험성을 설명하다가 등짝도 여러 번 맞았다.

하지만 몇 년 전부터 건강에 대한 관심이 높아진 젊은 세대를 중심으로 '고도 정제 식물성 씨앗 기름'이 더 이상 건강한 선택이 아니라는 목소리가 나오기 시작했다. 마트 진열대 앞에서 옥수수유, 카놀라유 등을 하나씩 집어 들며 "이건 피하세요"라고 말하는 경고성 릴스가 쏟아졌고, 관련 영상과 글이 블로그와 유튜브, 각종 SNS를 통해 빠르게 확산됐다.

사실 '씨앗 기름' 그 자체보다, 그것을 뽑아내려면 반드시 거쳐야 할 고온 정제 과정이 문제다. 기름은 상업적으로 최대한 많이 효율적으로 뽑아내기 위해 '고온 추출 방식'을 사용한다. 이때 원재료를 정제·추출하는 과정을 거치며 독성 부산물이 생성된다. 또한, 이후 가정 혹은 식당에서 조리할 때 재가열을 반복하는 과정을 통해 이런 성분은 더 늘어난다는 것이다. (생각해 보면 씨앗에서 추출한 기름이 처음부터 맑고 투명할 리가 없다. 그동안 왜 나조차 '투명함'을 당연하게 받아들였는지 의문이 든다.)

또 하나의 놀라운 사실은, 식용유는 발연점이 높아서 고온 조리에 적합하다고 알려졌지만, 실제로는 열에 불안정해 산화되기 쉽다는 연구 결과가 더 많다고 한다. (산화된 기름에서 발생하는 유해 산화물은 우리 몸에 염증을 유발하고 세포를 노화시킬 수 있다.) 게다가 이러한 기름 성분 대부분이 오메가-6 지방산(리놀레산)이니 오메가-6 과잉 섭취로 인한 염증 유발 가능성까지 생각해 봐야 한다. 단순히 가성비로 접근하기에 식용유는 우리 건강에 꽤 위협적인 존재가 아닐 수 없다.

라드유는 정말 건강한 기름일까?

최근 라드유, 즉 돼지고기 기름을 건강한 기름으로 인식하며 선호하는 사람들이 부쩍 늘었다. 라드유의 지방산 구성을 보면 단일불포화지방산 비율이 비교적 높은 편이고, 양이나 소기름에 비해서도 그 비중이 크다. 게다가 이론적으로는 씨앗 기름보다 산화 안정성이 높다고 분류되기도 하므로 완전히 틀린 말은 아니다. 다만 전체 지방의 약 35~40%는 여전히 포화지방이라는 점은 함께 고려해야 할 부분이다.

더 큰 문제는 이론이 아니라 현실이다. 돼지는 사료의 성분을 지방에 비교적 그대로 투영하는 동물이다. 그런데 과거 풀과 열매를 먹고 햇볕을 쬐며 자란 돼지와 달리 오늘날 사육되는 돼지는 대부분 빠른 성장을 위해 옥수수와 대두 위주의 사료를 먹인다. 그 결과 불포화지방의 장점은 희석되고, 포화지방 비율이 상대적으로 높아졌다고 한다. 지방의 질이 떨어진 것이다. 여기에 유통 과정에서 정제와 저장 과정까지 더해지니, 과연 라드유를 '건강한 기름'이라 할 수 있을까?

'그렇다면 유기농처럼 사육 환경이 좋은 돼지고기 기름은 괜찮지 않나?'

조건에 따라 지방의 질이 조금 나아질 가능성은 있다. 하지만 돼지 기름 자체의 포화지방(약 40%) 비중은 그대로이므로 '유기농 라드 = 건강한 기름'이라는 등식은 성립하기 어렵다고 보여진다. 또한, 라드유는 아보카도오일이나 올리브오일과 같은 식물성 기름과 동일한 기준으로 건강성을 비교할 대상도 아니다. 돼지고기 기름은 '좋은 기름'이라기보다, 그저 상황에 따라 사용 가능한, '조건부로 무난한 동물성 지방'에 가깝다고 이해하는 편이 현실적이라 할 수 있다.

단백질도 현명하게!

'탄·발·식·기'에 대해 이야기하고 나면 '그럼 단백질은요?'라는 질문이 항상 따라붙는다. 단백질 이야기를 이제야 꺼내는 건, 그 중요성이 떨어진다고 생각해서가 아니다. 현대사회에서 단백질의 중요성만큼은 누구나 알고 있기 때문이다. 문제는 중요도가 너무 커진 나머지 쉽게 과잉 섭취하고, 잘못된 조리법을 택해 단백질이 오히려 몸에 부담을 주고 있는 현실이다.

나는 단백질 중에서도 두유 요거트, 템페, 청국장과 같은 식물성을 선호한다. 그렇다고 내가 비건은 아니다. (날 비건으로 오해(?)하는 분이 많으신 듯하다.) 나 또한 육류를 적당히 섭취하고 있으며 누구에게도 식물성 단백질만을 강요하고 싶은 마음은 전혀 없다. 다만,

좀 더 현명하게, 더 건강하게 단백질을 섭취하는 방법을 많은 이 들이 알았으면 하는 바람은 있다.

동물성 & 식물성 추천 단백질 리스트

분류		추천 식품 및 선택 기준
동물성	달걀	난각번호 1번(무항생제 또는 목초 먹인, 방사, 유기농 등에서 선택)
	해산물	- 새우, 오징어, 고등어 등 - 그 외 제철 생선(단, 생선 중에서 참치는 피한다. 수은 함량이 상위 권인 참치는 특히 임산부, 수유부, 어린아이의 경우 섭취 제한 권장)
	가금류	닭고기, 오리고기 등(무항생제 또는 목초 먹인, 방사, 유기농 등에서 선택)
	붉은 고기	양고기, 돼지고기 등(무항생제 또는 목초 먹인, 방사, 유기농 등에서 선택)
식물성	콩류	- 두부, 콩물(GMO 문제 없는 국산 제품 선택) - 후무스(병아리콩으로 만든 딥소스, 당근, 셀러리와 갖은 채소를 다 양하게 찍어 먹기 좋다) - 콩밥(식사할 때 가장 편하게 단백질을 섭취할 수 있는 방법으로 나 의 경우 밥을 할 때 다양한 콩 종류를 번갈아 넣는다)
	발효콩	청국장, 된장, 낫토, 템페(국산 제품, 국산콩 100% 선택)
	비건 요거트	두유 요거트(코코넛, 귀리 등 다른 비건 제품보다 단백질 함량이 높 은 두유 요거트 추천)
	햄프씨드	단백질 함량이 높다. (식사할 때마다 밥(잡곡) 위에 한 숟가락 뿌려 먹는 방법 추천)

이소플라본isoflavone, 정말 여성 질병에 위험할까?

콩에 포함된 이소플라본은 여성호르몬과 구조가 유사하다. 그래서 호르몬 민감도가 높은 여성의 경우, 콩 섭취를 신중하게 접근할 필요가 있다는 의견이 존재한다. 하지만 내용을 더 자세히 들여다보면, '콩을 피하라'는 조언은 콩 자체의 문제라기보다, 이소플라본이 '고농축된' 특정 '대두 가공품'에서 기인한 경우가 많다. 즉, 문제가 되는 것은 콩을 음식이 아닌 보충제처럼 섭취하는 방식이다. 대두 단백 분말이나 소이프로틴처럼 고농축 형태로 먹을 경우, 자연스러운 수준을 넘어 호르몬에 부담을 줄 수 있다.

반면 원물 그대로의 통콩이나 발효콩은 농축 형태와는 다르게 체내에서 보다 완만하게 작용한다는 의견이 많다. 결국 '콩을 피하라'는 말은 모든 콩을 의미하는 것이 아니라, 가공되고 농축된 대두 제품을 주의 깊게 살피라는 뜻에 가깝다.

호르몬에 민감한 질환(유방암 병력, 에스트로겐 민감 질환 등)으로 '콩 종류'에 주의해야 한다면?

☑ 우선 선택(이소플라본 함량이 적은 콩류)

완두콩, 강낭콩, 병아리콩, 렌틸콩

☑ 차선책(이소플라본 함량이 중간 수준인 콩류)

대두 계열(검은콩, 백태, 서리태 등)

※우선 선택 콩류보다 섭취에 주의가 필요하다. 단, 대두 계열이라 하더라도 통콩이나 발효(청국장, 낫토 등) 형태는 체내에서 보다 완만하게 작용한다는 의견이 많으니 참고하자.

노화를 앞당기는 당독소

내가 항상 단백질의 조리법을 강조하는 이유는 단백질 특성상 당독소 AGEs, Advanced Glycation End Products 가 가장 쉽게 형성되기 때문이다. 수년 전, 내가 한 영상에서 처음 '당독소'라는 단어를 언급했을 때만 해도 대부분의 사람들은 '지어낸 단어 아니죠?'라며 생소해 했다. 물론 지금은 건강에 관심 있는 사람이라면 누구나 아는 단어가 되었고, 굽거나 튀기는 게 아닌, '물'을 활용한 조리법이 당독소를 덜 생성한다*는 정도는 알고 있지만 말이다.

단백질은 포도당, 유당, 맥아당 등의 당 성분과 결합하면 당독소를 빠르게 만들어내는데, 이때 조리 온도가 결정적인 역할을 한다. 이렇게 만들어진 **당독소는 노화를 촉진하고 만성 염증을 유발****한다는 점에서 건강을 위해 반드시 경계해야 할 요소다.

단백질을 섭취할 때 단순히 '무엇'을 먹느냐뿐만 아니라, '어떻게' 먹는가도 신경을 써야하는 이유다.

---

*　물은 아무리 끓여도 100℃다. 다시 말해 찌거나, 삶거나, 끓이는 조리법은 당독소가 생성되는 온도가 100℃ 안팎에 머문다. 그러니 온도가 쉽사리 몇 백 도로 올라가는 굽거나 튀기는 방식에 비해 당독소 수치를 크게 낮출 수 있다.

**　당독소는 전신의 단백질 조직을 마치 '태운 고기'처럼 딱딱하고 끈적하게 변질시킨다. 이렇게 변성된 당독소는 혈액을 타고 돌아다니다가 혈관 벽에 달라붙어 혈관의 탄력을 떨어뜨리고 통로를 좁아지게 만들어, 혈압과 혈당 조절이 이전보다 어려워질 수 있다. 더 나아가 당독소는 뇌세포와 피부 조직 등 닿는 곳마다 만성 염증을 일으키고, 쉽게 분해되거나 배출되지도 않아 몸속에 차곡차곡 축적된다. 결국 이러한 축적은 혈관 질환, 치매, 당뇨 합병증 등 각종 질환으로 이어지며 노화를 앞당기는 원인이 될 수 있다.

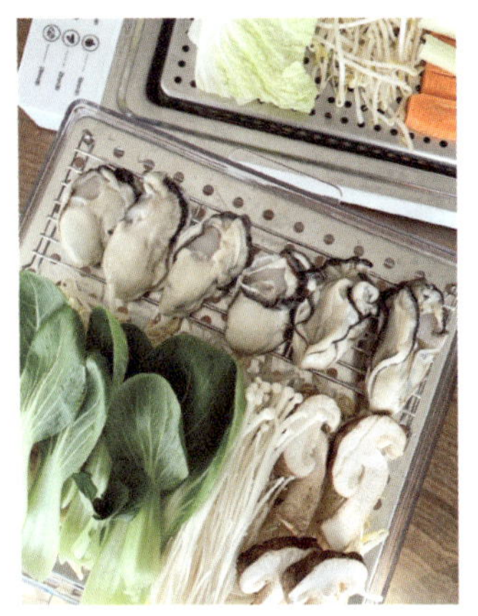

이제부터는 되도록 '당독소를 줄일 수 있는 조리법'을 활용해, 단백질도 건강하고 현명하게 섭취하자.

당독소를 줄일 수 있는 조리법 예

식재료	당독소를 높이는 조리 (×)	당독소를 줄이는 조리 (○)
달걀	프라이	수란, 삶은 달걀
생선	구이	찜, 탕
돼지고기	구이	수육
닭고기	프라이드	삼계탕, 백숙
채소	튀김, 구이	찜, 샤부샤부

※메뉴에 따라 조리 시 물을 사용하지 못한다면 최대한 낮은 온도로 조리한다. 결국 당독소는 온도에 대비해 생성되어 그 양이 달라지므로!

더 완벽한 식단을 위한
3 Tips!

Tip 1 육류 비율을 식단의 '30%' 이내로 유지하기

한 번 떠올려 보자. 고깃집에 가서 삼겹살, 갈비 등을 먹을 때 전체 음식량 중 고기 비율이 몇 %가 되는지. 아마 70%가 넘는 사람이 대부분일 것이다. 고기로 채소를 싸 먹는다는 우스갯소리가 나올 만큼 우리의 식탁에서 육류 비율은 압도적으로 높다.

붉은 고기에는 포화지방 함량이 매우 높다. 따라서 붉은 고기 섭취가 과도해질수록 몸속에는 염증이 쌓이고, 동맥경화나 뇌졸중 등의 혈관 질환 발병 가능성이 높아지는 건 너무도 당연한 일이다. (알지만 줄이지 못하는 게 현실이지만…)

간혹 **카니보어 식단**Carnivore Diet*을 지지하는 이들이 붉은 고기만 먹어도 문제가 없다고 주장하기도 한다. 그러나 세계보건기구WHO 와 대규모 메타분석 자료를 살펴보면 이는 분명 위험한 주장임을 알 수 있다. 붉은 고기 섭취량이 많을수록 대장암, 심혈관 질환, 조기 사망률이 뚜렷하게 높아지며 가공육을 하루 50g만 먹어도 대장암 위험이 약 18% 증가한다는 사실이 밝혀졌기 때문이다(2015년 세계보건기구WHO 산하 국제암연구소IARC는 수백 건의 역학 조사를 토대로 이와 같은 위험성을 공식 발표한 바 있다).

건강한 육류 섭취 가이드

종류	권장 섭취 빈도	선택 및 구매 팁
붉은 육류 (소, 돼지 등)	주 3회 미만	한 끼 전체 식사량의 30% 미만으로 먹는다. (단, 소고기 중 포화지방 함량이 높은 부위, 예를 들어 꽃등심, 차돌박이 등은 가급적 피하는 걸 추천)
가금류 (닭, 오리 등)	주 4회 미만	무항생제, 목초 먹인, 방사, 유기농 등의 표시가 된 제품으로 구매한다.
생선류	주 5회 미만	단, 가급적 참치는 피한다.

육류 섭취 시 탄·발·식·기가 포함된 식단 내에서 의식적으로 육류의 양을 전체 식사의 30%가 넘지 않도록 조절하자. 덧붙여,

---

* 식물성 식품은 극단적으로 제한하거나 완전히 배제하고 오직 동물성 식품만 섭취하는 식단.

당독소를 최소화한 조리법을 사용하고 녹색 잎(쌈) 채소와 양파를 추가해 좀 더 건강하게 즐겨보자!

 평소 먹는 양의 '80%'만! 내 소화력에 귀 기울이기

건강식도 과식하면 독이 된다. 우리 몸이 분비할 수 있는 소화액의 양에는 한계가 있어, 어떤 음식이든 제대로 소화되지 못한 채 장으로 넘어가면, 가스나 독소를 생성하기 때문이다. 그 가스와 독소는 일부 혈류로 흡수될 수도 있고, 간에서 모두 해독되지 않는 경우엔 염증으로 이어지기도 해 전신 건강을 해치는 원인이 된다. 즉, 음식의 종류도 중요하지만 평소 '먹는 양'을 조절하는 습관은 건강을 위해서 어쩌면 가장 기본적인 태도인 것이다.

어렸을 때부터 소화력이 남달라 (오죽하면 별명이 '위大한' 이었다) 기본적으로 한 끼 식사량이 많았다. 백반집 공깃밥 한 그릇은 늘 부족해 한 공기 더 시키는 건 자동반사 같은 일이었다. 30대, 40대가 넘어가도 좀처럼 먹는 양은 크게 줄지 않았다. 문제는 내 몸속 소화액의 분비량은 줄었다는 것이다. 먹던 음식을 같은 양만큼 먹는데도 이유 없이 소화가 더뎌지기 시작하고, 더부룩함이 다음 식사까지 이어졌다. 그제야 깨달았다.

'먹는 양을 줄일 때가 왔구나….'

하지만 나의 비루한 소화력과 상관없이 입에선 계속 음식을 원했다. 뒷감당도 못 할 거면서 왜 자꾸 먹고 싶은지, 야속할 정도였다. 이런 무리한 식사가 반복되면서 소화불량으로 꽤 고생한 뒤에야 나는 '내 소화력에 귀 기울이기'를 시도했다.

맛있는 음식에 정신줄을 놓고 먹기 시작하면 위장의 '배부르다'는 신호가 뇌에 도착하기도 전에 적정 섭취량을 넘어서 버린다. 뒤늦게 정신을 차리면 이미 돌이킬 수 없이 과식한 상태가 되어 있다. 그래서 음식을 먹을 때마다 중간중간 '나의 배부름'이 어느 정도인지 체크했고, 배가 찼다 느껴지면 어떻게 해서든 수저와 식기를 내려놓으려 했다. 하지만 이게 말이 쉽지 '먹다 끊는 느낌'이 처음엔 너무 짜증스러워 밥알 한 톨 안 남기고 싹싹 긁어 먹은 적도 있다.

그러던 어느 순간, 똑같은 음식이라도 먹는 양만 줄였을 뿐인데 몸과 피부 컨디션이 눈에 띄게 달라지는 것을 체감했다. 하물며 하루의 피로감까지 이토록 달라질 줄은 나 역시 예상하지 못했다. 그 이후 소식에 대한 욕구가 올라오기 시작했고, 수저와 식기를 내려놓는 일도 더 수월해졌다. (역시, 뭐든 눈에 보이면 원동력이 된다!)

지금은 '조금 더 먹을 수 있는데…'라고 느끼는 정도(80%)에서 식사를 마치는 수준에 도달했다. 물론 한 달에 한 번 치팅을 하거나 해외에 나가면 다소 어렵게 느껴질 때도 있다. 그래도 일상에서는 이러한 패턴을 유지하려 노력 중이다.

포만감에 길들여진 사람일수록 먹는 양을 줄이기란 쉽지 않고, 익숙해지는 데 시간도 더 걸린다. 그렇지만 차근차근 습관화하다 보면 언젠간 몸이 가벼워지고 피부가 맑아지는, 눈에 띄는 변화를 분명히 느끼게 된다.

Tip 3 점심을 가장 풍성하게

나는 아침, 저녁을 가볍게 먹는 식사 패턴을 가지고 있다. 그런 만큼 먹고 싶은 메뉴는 점심으로 몰아준다. 점심은 하루 세 끼 중 활동량이 가장 많고 소화력도 왕성한 때라 '든든한 식사'를 하기에 최적이기도 하다. 소화 효소도 아침, 저녁에 적게 분비되고 점심때 가장 활발하게 분비된다고 한다. 그래서 첫 끼인 아침과 저녁 식사는 양이 적을수록 좋고 육류나 기름으로 조리한 음식도 소화력이 가장 왕성한 점심에 먹는 게 좋다.

가끔, 다이어트를 생각해 점심은 샐러드로 때우고 저녁에 몰아서 먹는 이상한 논리를 따르는 사람들이 있다. 이는 생체 리듬에

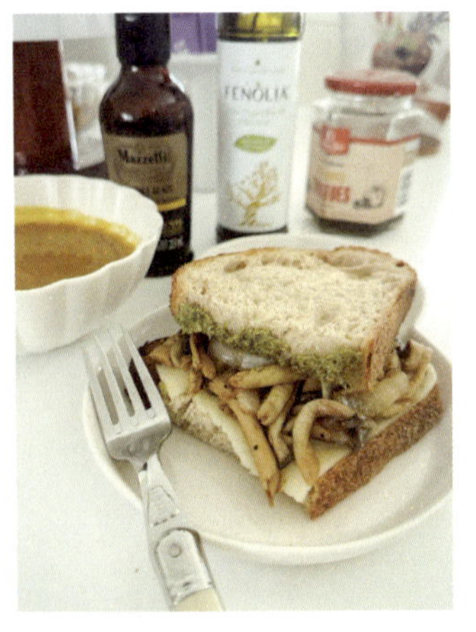

반하는 식습관이다. 오후 6시 이후로는 담즙과 소화 효소의 분비량이 크게 줄어 낮 대비 20% 정도밖에 되지 않는다고 한다. 결국 이런 사람들은 소화 효소 분비가 왕성할 땐 소식하고, 더딜 땐 과식하는 셈인 거다.

또한 하루 종일 업무에 시달리는 현대인은 보통 퇴근 후에 보상심리로 음식을 몰아 먹는다. 치킨에 맥주, 삼겹살에 소주처럼 점심의 왕성한 소화 효소로도 버거운 메뉴들을 저녁에 밀어 넣는다. 안타깝게도 이렇게 반복되는 식습관으로 몸속에는 독소와 염증이 누적될 수밖에 없다. 음식을 먹는 그 순간엔 행복할지 몰라도 결국 후회도 내 몫이다.

일이 바빴던 시절, 이런 패턴이 쌓여 크게 후회했던 경험이 있는 나로선 정말 강조하고 싶은 부분이다. 퇴근 후 습관적인 야식 패턴은 하루빨리 벗어나는 게 좋다. 저녁으로 건강한 메뉴를 준비해 먹다 보면 처음엔 어렵고 귀찮게 느껴질 수 있지만, 예상치 못했던 뿌듯함과 건강한 변화는 분명히 따라온다. 유경험자인 내가 장담한다!

1   탄수화물은 우리 몸의 주된 에너지원으로 식단에 '꼭' 포함한다. 단, 혈당을 요동치게 하는 정제탄수화물이 아닌, 혈당을 안정화시키는 '복합탄수화물'로 채운다.

2   나는 최소 하루 한 끼만큼은 한식, 발효빵 등으로 유익균이 풍부한 발효 식품을 곁들인다. 인체 면역세포의 약 70%가 분포된 장 관리는 유산균 정 한 알로는 부족하다.

3   잡식성인 인간의 신체를 바꾸지 않는 한 식이섬유는 장 건강에 여전히 중요하다. 적정량의 채소(식이섬유)를 '어떻게' (생식 또는 화식) 먹느냐에 집중해 매 끼니 섭취한다.

4   기름은 단순히 조리를 위한 재료가 아니다. 내가 선택한 한 방울의 기름이 내 혈관의 순환 질서를 결정하고, 그에 따라 내 건강의 균형이 좌우된다. 들기름과 올리브오일 같은 좋은 기름은 충분히 즐기되, 고도 정제된 식물성 씨앗 기름은 최대한 피한다.

5   단백질도 중요하다. 문제는 중요도가 너무 커진 나머지 쉽게 과잉 섭취되고 있다는 것. 그리고 잘못된 조리법은 오히려 몸에 부담을 준다. 양보다 질에 집중하고, 노화를 앞당기는 당독소를 최소화하는 조리법을 생활화한다.

6   식단만큼 식습관도 신경 쓴다. 육류는 식단의 30% 이내로, 식사량은 평소 먹는 양의 80%를 유지한다. 먹고 싶은 음식은 소화 효소가 가장 왕성하게 분비되는 점심에 즐긴다.

"당독소에 대한 현실적인 조언"

식단에서 당독소 섭취를 '0'으로 유지하는 건 현실적으로 불가능하다. 모든 단백질 음식을 날것으로만 먹을 수도 없고, 식재료에 따라 굽거나 튀기는 조리법이 불가피한 경우도 많다. 게다가 당독소를 섭취한다고 해서 바로 큰일이 나는 것도 아니고, 즉각적인 몸의 변화를 느끼기도 어렵기에 사람들은 어느새 그 위험성을 잊어버리곤 한다.

하지만 당독소는 한 번 생기면 쉽게 분해·배출되지 않고, 혈관벽·피부 콜라겐·신장·망막 등에 축적되어 노화와 염증을 일으킨다. 체내 축적은 쉽지만 배출은 매우 제한적이라는 게 바로 당독소의 가장 큰 문제이며, 내가 매번 위험성을 강조하는 이유다.

어쩌겠는가? 애초에 덜 쌓이도록 생활습관과 조리법을 조절하는 수밖에. 오늘 어쩔 수 없이 당독소 수치가 높은 음식을 먹었다면 내일은 찐 두부나 채소처럼 당독소 수치가 낮은 음식을 선택해 조금이라도 균형을 맞추는, 지속 및 실천 가능한 노력을 할 필요가 있다.

비록 당독소를 직접 배출하는 방법은 없지만, 다행히 비타민 C,

E, 폴리페놀류가 당독소 형성 억제에 도움을 준다고 한다. 여기에 충분한 수분 섭취(배출을 간접적으로 도움)와 꾸준히 운동하는 생활습관을 더하면 당독소 축적 속도를 늦출 수 있다.

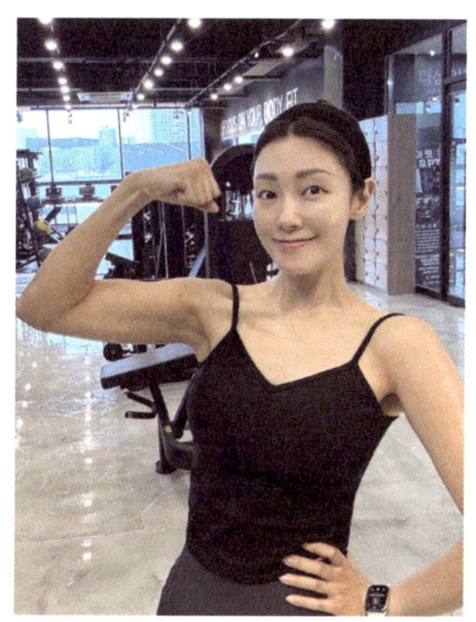

완벽한 회피는 불가능해도 줄이고 늦추는 건 가능하니 '당독소 줄이기'를 생활 속 기본 수칙으로 세우자!

당독소를 낮추는 데 도움을 주는 것들

Point

· 항산화 식품: 베리류, 녹색 잎 채소, 양파, 견과류 등
· 초모 식초: 1큰술가량의 초모 식초를 희석한 물 한 잔
· 운동: 혈당 안정 → 산화 억제 → 대사 촉진이라는 3단계 메커니즘으로 당독소 축적을 Down!

> **Tip.** 식초는 위에 부담을 주지 않도록 약 10배 정도 물에 희석해 마시는 것이 일반적이다. 보통 물 한 컵(약 200ml)에 식초 1큰술(약 15ml) 정도를 섞는 비율이 무난하다.

"내가 소식하는 비법"

소식하기 위해 그릇에 음식을 덜 담거나 식사 중간에 수저를 내려놓는 일은 곧장 스트레스로 이어진다. 배가 안 찼는데 여기서 끝내야 한다는 현실에 짜증이 올라오니 말이다. 스트레스를 조금이라도 줄이면서 소식할 방법은 없을까?

내 경험상 먹는 양을 줄이는 데 가장 효율적인 방법은 '천천히 오래 씹는 것'이었다. 천천히 오래 씹다 보면, 뇌에서는 이미 배가 찬 듯 착각을 일으키기 때문이다.

나에게는 치팅 데이마다 꼭 가는 N년 단골 떡볶이집이 있다. 혼자서 떡볶이와 김밥, 순대까지 모조리 비울 만큼 매우 애정하는 집이다.

'나이만큼 씹는 횟수를 늘리라잖아?
앞으로 천천히 꼭꼭 씹어 먹자.'

천천히 오래 씹기를 처음 다짐했던 시기에 그 떡볶이집을 찾은 적이 있다. 평소와 다름없이 메뉴를 주문했고, 앞선 미팅이 길어졌던 터라 허기가 더해져 있었다. 음식이 나온 순간

한가득 입에 넣어 씹고 싶은 욕구가 올라왔지만, 이를 간신히 참으며 떡볶이 하나를 천천히 씹어 먹기 시작했다. 먹는 내내 입안에 많은 양이 채워지지 않도록 노력했다. 정신줄을 놓으면 다음 음식을 맞이하기 위해 제대로 씹지도 않은 음식들이 목구멍으로 넘어가게 생겼으니까! (가뜩이나 소화도 잘 안 되는 밀떡이!)

떡볶이를 반 접시도 채 먹지 못했을 때 무언가 평소와 다른 느낌을 받았다.

'뭐지? 왜 벌써 배부르지? 분명 습관적으로 싹싹 비우던 메뉴들이었는데…'

이런 생각과 함께, 더 먹을까 잠시 고민했지만 젓가락을 내려놓았다. 그것도 아주 쉽게.

실제로 여러 연구에 따르면 천천히 오래 씹을 때, 위와 장에서 분비되는 렙틴, 히스타민, 콜레시스토키닌CCK 등의 신호가 뇌로 전달되어 '배가 부르다'는 포만감을 더 빨리 느끼게 한다. 과식 방지에 도움을 준다는 거다. 게다가 지방 분해를 촉진하는 호르몬까지 따라온다고 하니! 다이어트를 할 때 단순히 적게 먹는 것 뿐 아니라 천천히 씹는 습관만 들여도 살찌지 않는 몸을 만드는 데 효과적이라는 뜻이다.

만일 나처럼 정신줄을 놓게 할 음식이 눈앞에 있다면 '천천히 꼭꼭 씹어먹기'를 꼭 시도해 보길 바란다!

천천히 오래 씹기

Point

· 한입에 들어가는 양은 적게

· 씹는 횟수를 일일이 세지 말고, 입안의 음식이 비읍처럼 되도록

"이론은 알겠는데, 그래서 결국
어떻게 먹어야 할지 모르겠다면"

내 손으로 준비하는 한 끼는 나를 존중하는 마음이다. 무엇을 어떻게 차려 먹어야 할지 막막하다면, 지금부터 소개할 나의 리얼 식단을 참고해 보자!

나는 집밥을 준비할 때 '탄·발·식·기' 구성을 기본으로 하고, 조리는 최대한 심플한 방법을 택한다.

한식 식단

한식으로 먹을 땐 '기본 상차림'에 한두 가지 '메인 반찬'을 더하는 식으로 식단을 구성한다.

기본 상차림

나물(혹은 버섯이나 채소찜 중 선택), 파프리카, 김치, 조미되지 않은 구운 김, 잡곡밥, 들기름 한 스푼을 기본 찬으로 구성하며, 한식의 염분이 걱정될 때는 단호박과 방울토마토를 곁들인다.

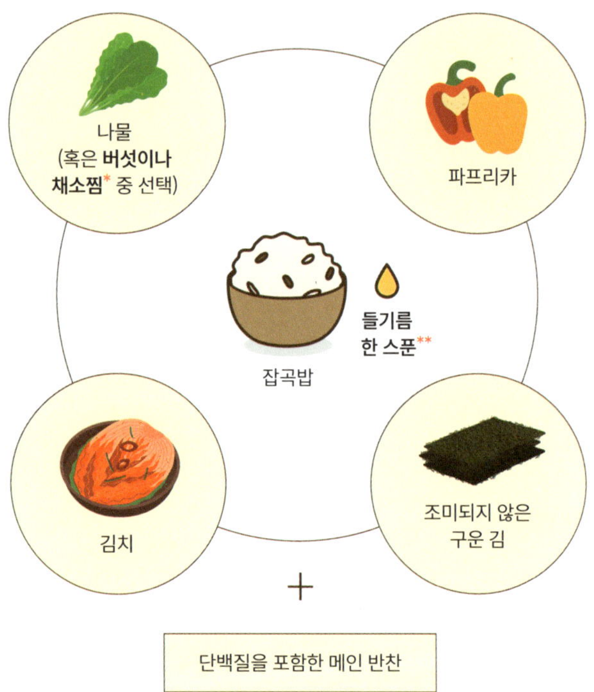

* 버섯/채소찜에 간장소스를 뿌려 먹으면 밥도둑이다.
간장소스 레시피 : 간장 1큰술, 올리브유 1큰술, 들기름 1큰술(상큼하게 먹고 싶다면 들기름 대신 식초 & 레몬즙 1/2큰술), 다진 마늘 1/2큰술, 알룰로스 1/2큰술, 후추 조금(옵션)

** 들기름 한 스푼은 그냥 먹거나 잡곡밥 위에 뿌려 먹는다.

① 저염 청국장과 생선(혹은 달걀찜)

청국장은 저염 제품을 사용하고 두부와 여러 가지 채소(애호박, 양파, 파 등)를 넣어 염분을 조절한다. 이때 기본 상차림의 나물 반찬은 숙주, 깻잎무침 등 익힌 채소 위주로 두세 가지 정도 곁들이면 영양 궁합이 좋다.

② 황태 계란국

단백질이 풍부해 해장으로도 좋다. 기본 상차림 반찬인 파프리카의 비타민C와 김치의 유산균이 더해지면, 회복과 균형을 모두 갖춘 한 끼가 된다.

③ 미역국과 달걀찜

미역국은 요오드와 칼슘이 풍부하다. 여기에 복합탄수화물(잡곡밥)과 단백질(달걀)을 곁들이고 파프리카의 비타민까지 더한다면, 이상적인 영양 구성이 된다.

도시락

죽 도시락

냉동실에 늘 얼려두는 잡곡밥과 냉장고에 남아 있는 식재료
만 있으면 손쉽게 만들 수 있는 메뉴다. 나는 주로 당근, 양파,
애호박, 파, 달걀을 넣어 한 번에 넉넉히 만들어두고, 여러 반
찬을 챙길 필요 없이 죽에 김치와 김만 곁들인다.

재료
- 자투리 채소(당근, 양파, 파, 애호박 등)
- 잡곡밥
- 올리브오일
- 다진 마늘
- 채수(또는 시판 코인 육수)
- 소금
- 달걀
- 참기름(또는 들기름)

만드는 법
1 당근과 양파, 파, 애호박은 잘게 다진다.
2 팬에 올리브오일을 소량 두르고 다진 마늘을 넣고 볶아 향을 낸 뒤
　당근을 넣어 볶는다.
3 잡곡밥과 양파, 애호박, 채소 육수(또는 시판 코인 육수),
　소금 한 꼬집을 넣어 끓인다.
4 달걀을 풀어 넣어 익으면, 파를 넣고 5분간 저어가며 끓인다.
5 기호에 따라 참기름 또는 들기름을 두른다.

파스타면은 밀가루가 아닌 현미, 렌틸콩, 병아리콩 등으로 만들어진 제품을 주로 사용한다. 파스타 종류 중에서 펜네, 푸실리와 같은 면은 미리 만들어두어도 맛의 변화가 적고 콜드 파스타로도 잘 어울린다. 그래서 보통 전날 넉넉히 만들어 다음 날 도시락으로 챙겨 나간다.

재료
- 파스타면(건면 기준 80~100g이 일반적이지만, 나는 보통 70g 내외로 조절한다)
- 닭가슴살(생 닭가슴살 기준 80~100g)
- 양파(1/2개)
- 토마토소스(또는 토마토퓨레) 120~150g
- 올리브오일, 다진 마늘(1큰술), 월계수 잎(1~2장), 파슬리가루, 바질 분말, 후춧가루

만드는 법
1 양파, 닭가슴살은 잘게 다진다.
2 팬에 올리브오일을 두르고 다진 마늘과 양파를 넣어 가볍게 볶는다.
3 닭가슴살을 넣고 익힌 후 토마토소스(또는 토마토퓨레), 월계수 잎, 파슬리가루, 바질 분말을 넣어 끓인다.
4 소스가 졸여져 맛이 올라오면, 월계수 잎을 꺼내고 불을 끈 후 후추를 넣는다.
5 파스타를 잘 삶아 접시(또는 도시락 통)에 담고 위에 소스를 붓는다.

> **Tip.**
> - 신맛이 강하다면 스테비아를 조금 넣어 균형을 잡는다.
> - 시판 파스타소스 사용 시 토마토 함량이 높고, 화학조미료가 들어가지 않은 오가닉 제품을 고른다. (구하기 어렵다면 순수 토마토퓨레를 사용한다.)
> - 감칠맛을 추가하고 싶다면 '채소로 만든 코인 육수'를 한 개 넣는 것도 방법!

고기 먹는 날

고기, 아보카도오일(굽기 전 프라이팬 코팅용)**, 양파 슬라이스, 릭**(서양 '파'인데 한국에선 파절임으로 먹는다)**, 쌈 채소, 채소찜, 초모 식초물**

고기 위주의 식사를 할 때는 위에 부담을 줄이기 위해 탄수화물을 함께 먹지 않는다. 대신 버섯, 애호박, 당근, 양배추 등의 채소를 찜으로 넉넉히 곁들여 고기 섭취량이 '과해지지 않도록' 조절하는 것이 중요하다. 여기에 양파 슬라이스와 식초물을 함께 더해 콜레스테롤과 당독소 부담을 조금이나마 덜어낸다. 또한, 가급적 소고기는 피하고 양고기 혹은 돼지고기(기름기가 적은 삼겹살, 혹은 목살)를 선택한다.

발효빵 식단

사워도우 빵, 달걀, 두유 요거트, 올리브오일, 아몬드 스프레드 및 각종 비건 스프레드, 방울토마토 & 파프리카

빵 식단은 거창한 조리 과정 없이 재료만 꺼내 먹을 수 있어

간편하다. 함께 먹는 달걀은 수란이나 달걀찜으로 해 먹는 것
이 좋은데, 나의 경우 요즘은 실리콘 용기에 달걀을 풀어 쉽
게 찜으로 먹는 날이 많다. 프라이로 먹고 싶다면 당독소 최
소화를 위해 최대한 낮은 온도에서 익힌다.

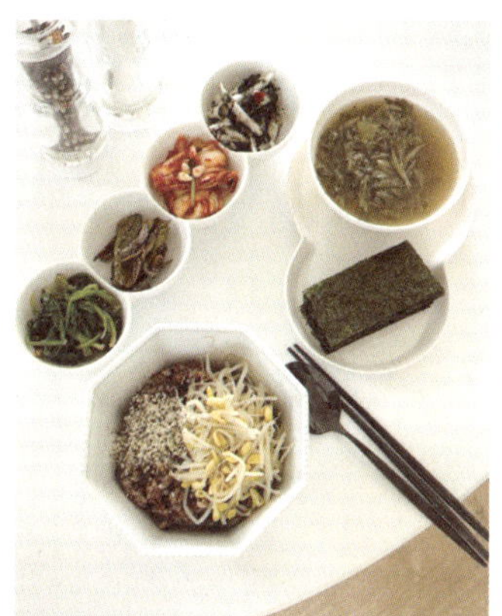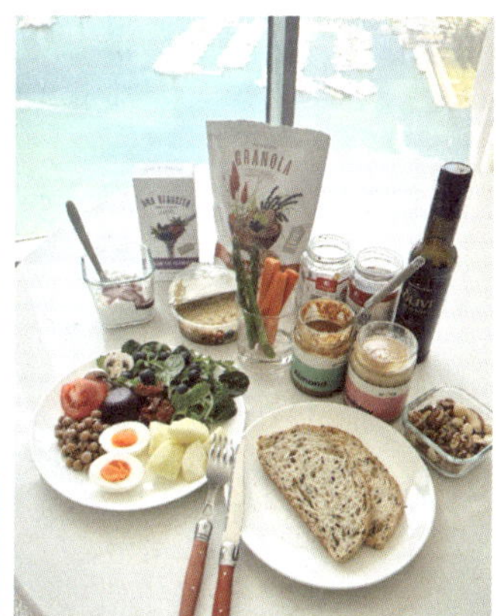

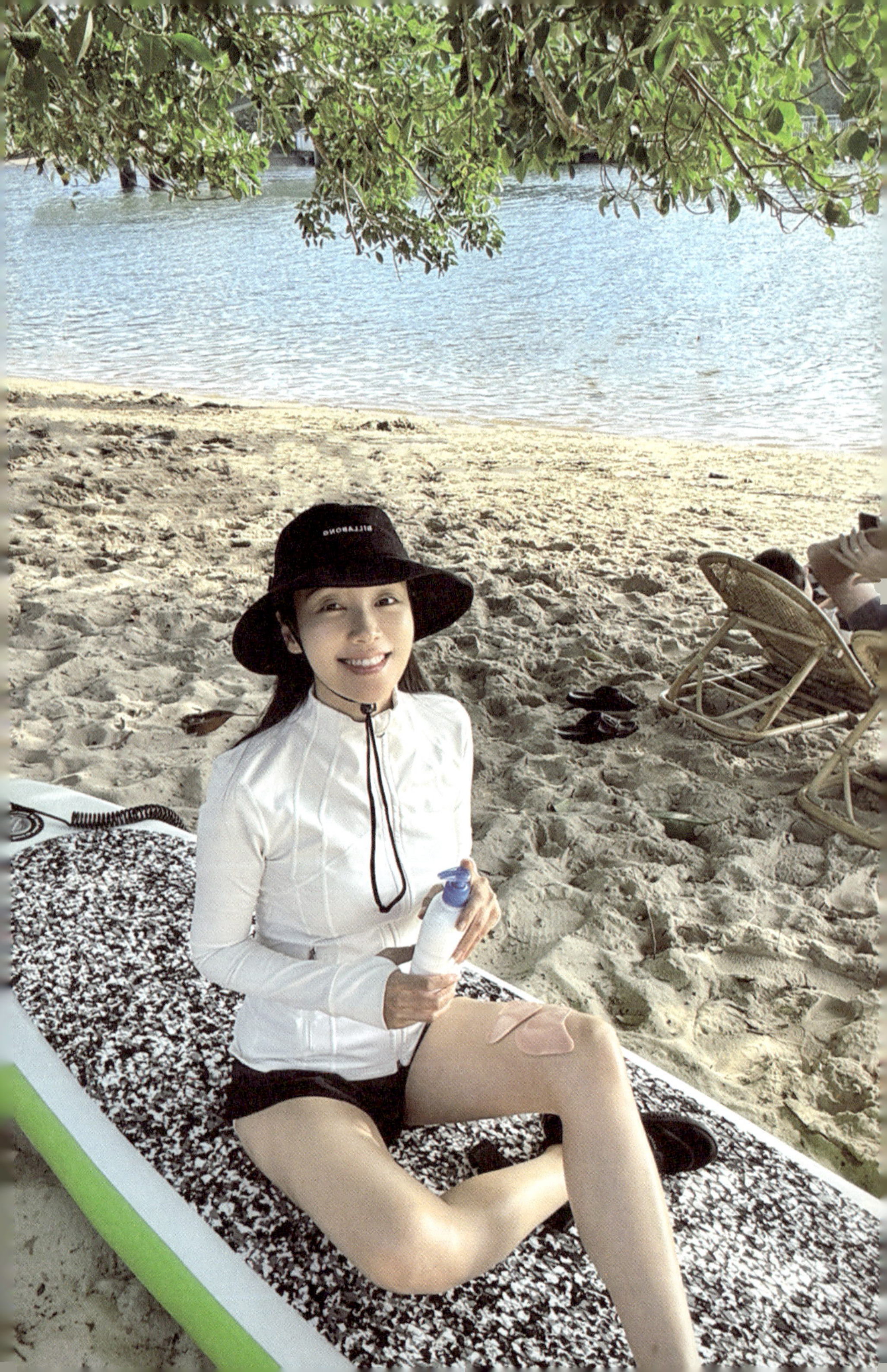

PART 3

나를 채우는 건강 습관:

UNA'S WELLNESS RITUAL

'나'를 위한 진짜 관리를

시작합니다

UNA'S
WELLNESS
RITUAL

'나'를 위한 진짜 관리를

진짜 나를 위한 관리란 무엇일까? 나는 '내가 가장 나다울 수 있도록 보살피는 일'이라고 생각한다. 내 몸과 마음이 보내는 신호에 귀를 기울이고, 기분 좋게 하루를 움직일 수 있는 환경을 만들어주는 것. 그것이 내가 생각하는 자기관리의 본질이다.

우리는 늘 무언가를 관리하며 살아가지만, 정작 그 목적이 '나' 자신이었던 적이 얼마나 있었을까. 남에게 보이기 위한 숫자나 강박적인 의무감에 등 떠밀려 나를 다그치고 있지 않았나 싶다.

PART 2에서 '무엇을 먹을 것인가'를 고민했다면, PART 3에서는 내가 나다운 상태를 유지하기 위해 애쓰는 삶의 태도에 대해 이야기하려 한다. 이제부터 타인의 기준이 아닌, 오직 나를 위한 자기관리를 시작해 보자.

스트레스,
제대로 관리하고 있나요?

건강한 삶에서 중요도로 따지자면 식단이나 스킨케어보다 먼저인 것이 스트레스 관리다. 아무리 좋은 걸 챙겨 먹고 발라도 스트레스가 방치된 상태라면 몸은 그 효과를 온전히 받아들이지 못한다. 만성 스트레스가 체내 염증 수치를 높이고 세포 재생을 방해한다는 연구 결과*만 봐도 알 수 있다.

'요즘 스트레스 없는 사람이 어디 있을까?'라는 생각이 뇌리를 스쳤다면, 이미 습관처럼 쌓여온 스트레스로 인해 자기관리의 효

---

* 흔히 스트레스 호르몬이라 불리는 '코르티솔'은 원래 염증을 억제한다. 하지만 만성 스트레스 상태가 지속되면 면역세포가 코르디솔에 저항성을 갖게 되어, 결과적으로 염증 조절 능력이 저하되고 염증 수치가 상승할 수 있다. 카네기 멜런 대학 연구팀은 만성 스트레스가 면역 기능을 약화시켜 질병에 취약하게 만들 수 있다는 사실을 발표한 바 있다(PNAS, 미국국립과학원회보).

과가 100% 발휘되고 있지 않을 가능성이 크다.

내가 이 책에서 스트레스 관리에 대해 이야기하려는 건, 나 또한 무너져 본 경험이 있기 때문이다. 그 지옥 같은 시간을 벗어나기 위해 수많은 심리학 서적과 의학 자료를 뒤적이고, 직접 몸으로 부딪쳐 찾아낸 '가장 현실적인 방법'을 공유하고 싶었다. 힘든 시간을 극복하면서 나름대로 터득한, 과학적 근거와 개인적 체득이 묻어있는 방법들이다. 만약 지금 번아웃이나 우울감으로 힘들다면 오늘부터 스트레스 관리를 시작하길 바란다.

암보다 무서운 건 다름 아닌 방치된 스트레스

이 글을 쓰고 있는 지금으로부터 불과 3년 전, 밀려오는 업무를 무리하게 소화하다가 건강에 이상 신호가 온 적이 있다. 알 수 없는 이유로 온몸에 두드러기가 올라오고, 수시로 장염에 걸리는가 하면, 불면증으로 한 달간 수면유도제 없인 잠을 잘 수 없었다. 가장 힘들었던 건 감기였다. 계절 상관없이 불쑥불쑥 찾아오는 건 물론이고, 한번 걸리면 3개월 이상 낫지 않아 거의 1년 내내 감기를 달고 살았다.

하루는 약을 넣어두려고 찬장을 열었다가 모든 칸에 각종 처방약이 가득 쌓여 있는 걸 보게 되었다. 내 면역력이 바닥이란 걸 그

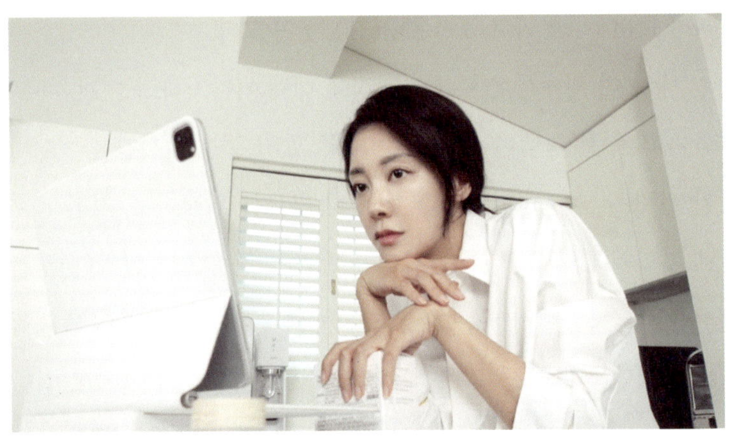

제야 직시했다.

그럼에도 불구하고 나는 또 쉼 없이 일했다. 약한 소리를 할 여유도 없이 바빴고, 눈앞에 놓여있는 한시가 급한 일들을 해결하는 게 먼저였다. 당장 광고 촬영일이 다가오고, 각종 비즈니스 계약이 쌓여 있었으며, 신제품 론칭이 코앞으로 다가와 미팅도 끊임이 없었다. 그 와중에 신규 채널인 팟캐스트 진행까지 더해지면서 머릿속은 폭발하기 일보 직전이었다.

'약 먹으면 나아지겠지…' 하는 미련한 생각으로 더 버티다 결국 번아웃이 왔고, 끝내 우울증으로까지 번졌다. 몸은 절대적으로 신호를 보낸다. 몸속 어딘가가 좋지 못하면 얼굴에 트러블을 일으켜 신호를 보내는 것처럼 말이다. 이미 수차례 몸이 보냈던 적신호를 끝끝내 방치한 결과, 마음의 병으로 신호를 보낸 것이다.

심각성을 느낀 나는 병원을 찾아 피검사, 면역세포 검사 등 할 수 있는 검사는 모두 받았다. 결과는 충격적이었다.

'영양 상태는 정상이나, 활성화된 면역세포가 전혀 발견되지 않음.'

병원에선 심각성을 강조했다. "이렇게까지 면역력이 떨어져 있으면 단순 감염이 암으로 발전해도 놀랍지 않은 상황이에요. 싸워줄 면역 체계가 무너진 거니까요. 면역력이 이렇게 떨어질 만큼 스트레스를 방치하신 것도 큰 문제예요."

나를 아는 사람들 사이에선 '유나' 하면 '자기관리 잘하는 사람'이라는 수식어가 붙어왔다. 그런 내가 나를 방치했다고?! 머릿속에 지진이 일어난 것 같았다. 나만의 자기관리 방법들로 누군가에게 도움을 주겠다며 유튜브를 시작하지 않았던가! 그제서야 가장 중요한 한 사람, 바로 나 자신을 놓치고 있었다는 사실을 인정했다. 그리고 자기관리의 균열이 어디서부터 시작됐는지 하나씩 되짚어봤다.

'철저한 영양 관리, 건강한 식단, 꾸준한 운동과 나에게 맞는

스킨케어까지. 하지만 정작 스트레스라는 보이지 않는 독은 전혀 관리하지 않았구나…'

그렇다. 남들에겐 관리의 중요성을 강조하면서 정작 난 모든 스트레스를 떠안은 채 버티고 있었다. 무리한 업무량임에도 내가 잘하는 일, 좋아서 하는 일이라 포장하며 전부 해내려 애썼다. 결

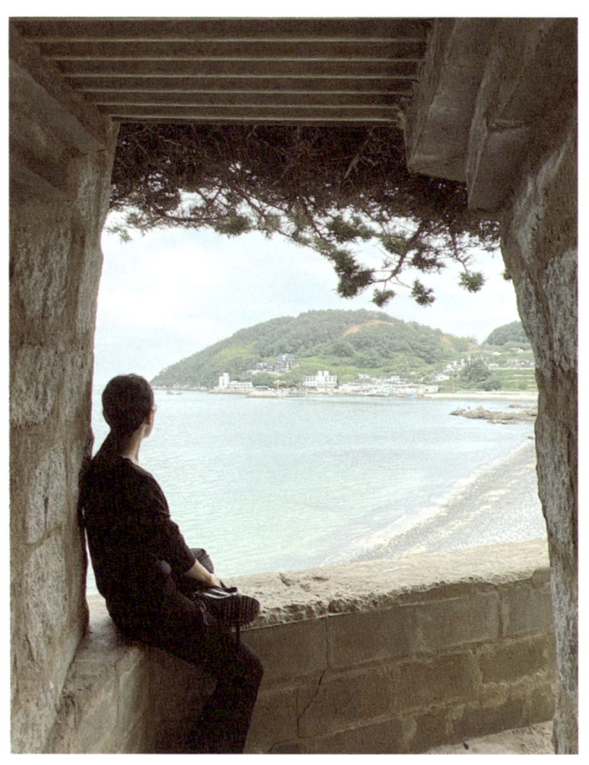

과는 언제나 완벽해야 했고, 매출은 곧 내 얼굴이라는 책임감으로 압박감도 큰 상태였다. 완벽주의를 '열정'이라 포장하고, 나를 벼랑 끝으로 밀어 넣으며 스트레스에 잠식당한 것이다.

결국 모든 건 내가 행복해지기 위해서니까

거절하지 못하는 내 성격도 한몫했다. 내가 밥을 먹었는지조차 잊을 만큼 머릿속이 꽉 찬 상태에서도, 주변 사람의 넋두리와 부탁을 일일이 받아주고 있었다. 업무로 쌓인 스트레스와 상대방이 쏟아내는 말들은 매번 심장에 엉켜 부푸는 느낌이었고 (가끔 호흡이 어려웠다) 누군가의 감정 쓰레기통이 된 걸 알면서도 그저 난 '좋은 사람'인 것에 만족하려 노력했다.

그렇게 '감정의 통증'을 무시하다 보니, 결국 내 몸과 마음의 건강 상태가 악화되고 있음은 인지하지 못했다. 인간관계도 내가 감당하지 못하면 아무리 그 사람에 대한 애정이 있다 한들 내겐 스트레스로 다가올 뿐인데 말이다.

'면역력을 위해선 스트레스를 덜어내는 게 먼저야'라고 다짐은 했지만, 그게 어디 말처럼 쉬운 일인가. 누구나 겪는 스트레스를 어떻게 물건 버리듯 쉽게 하루아침에 털어낼 수 있을까?

한때는 주변의 모든 사람과 단절하고 지내볼까도 생각했다. 아무리 상대가 사랑하는 사람일지라도 나의 감정에 통증을 주는 근원이라면, 그 근원과는 멀어지는 게 답이란 생각 때문이었다. 하지만 세상과의 단절이 스트레스는 줄여줄 수 있어도 행복할 것 같지는 않았다.

'그래. 내가 원하는 건, 행복해지는 것이니까.'

스트레스 관리의 첫 단계, '힘듦을 인정하기'

현실적으로 스트레스를 없애는 '정해진' 방법은 없다. 그러나 여러 자료를 토대로 직접 시도해 본 결과, 스트레스를 줄이기 위해 누구나 거쳐야 할 '첫 번째' 단계는 명확해졌다. 그건 바로 **나의 스트레스 인정하기**[*].

많은 한국인은 스트레스를 인내의 대상으로 여기며 '난 괜찮다'라고 자기합리화하는 **억제적 대처**[**]에 익숙하다고 한다. 하지만 내 마음이 힘들다는 것을 있는 그대로 인정해야 비로소 회복의

---

[*]　스탠퍼드 대학교 심리학자 켈리 맥고니걸은 스트레스 자체가 해로운 것이 아니라, 스트레스가 해롭다고 믿고 그것을 억누르려는 태도가 문제라고 지적한다. 그리고 저서 《스트레스의 힘》(21세기북스, 2020)을 통해 스트레스를 피하려 하기보다 '내가 지금 스트레스를 받고 있구나'라고 인정하고, 그것을 몸의 에너지가 활성화되는 신호로 받아들일 때 실제 건강 지표(심혈관 반응 등)가 긍정적으로 바뀔 수 있다는 연구 결과를 내놓은 바 있다.

실마리가 풀린다. 내가 현재 스트레스를 받고 있는 상태임을 아는 것, 즉 '내가 많이 힘들구나'를 인정해야 하는 과정이다. 그래야 그걸 털어낼 방법을 찾을 수 있다.

나의 스트레스를 인정하는 것은 심리학과 신경과학 분야에서 매우 중요하게 다루는 '인지적 재평가Cognitive Reappraisal'와 현대 심리학과 뇌과학이 주목하는 '마음챙김Mindfulness'의 과정과 맞닿아 있다. 마음챙김의 핵심은 지금 이 순간(현재)에 집중하고, 있는 그대로를 받아들이는 것이다.

마음챙김 명상의 대가인 존 카밧진 박사에 의하면 고통을 없애려고 저항할 때 오히려 고통이 증폭된다고 한다. 반대로 '지금 내가 정말 힘들구나'라고 명확히 알아차리고 수용하는 순간, 우리 뇌의 스트레스 중추인 편도체는 안정을 찾기 시작한다는 것이다. 다시 말해, 나를 수용할 때 비로소 문제를 해결할 수 있는 여유가 만들어진다는 논리다.

실제로 과거 번아웃으로 힘들었을 때, 그 힘듦을 인정하는 것만으로도 마음이 한결 편안해졌다. 그다음으로 '이를 어떻게 하면

**　　심리학자들은 한국인들이 스트레스를 마주했을 때 흔히 '억제적 대처Repressive Coping'를 택하는 경향이 있다고 말한다. 이는 자신의 부정적인 감정을 무의식적으로 억누르며 '괜찮다'라고 스스로를 다독이는 태도를 말한다. 하지만 이러한 자기합리화는 감정을 해결하는 것이 아니라 몸속에 쌓아두는 것에 불과하다. 정신의학 전문의 민성길 교수는 이러한 억눌린 감정이 결국 신체적 통증이나 질환으로 분출되는 '화병'의 근원 중 하나라고 지적하기도 했다.**

나아지게 할 수 있을까' 생각해 보는 단계로 넘어가며 진짜 나를
위한 스트레스 관리를 시작할 수 있었다.

지금, 잠시 멈춰 스트레스를 관리할 시점이라 생각된다면 다음
에 소개하는 방법을 순차적으로 따라가 보며 마음을 다스려보자.

스트레스 회복 루틴(번아웃/우울 증상)

내가 번아웃인지, 우울 증상인지 알게 된다면, 그에 따라 필요
한 '회복 루틴'도 달라진다.

우선, 다음 표를 보고 나의 상태가 번아웃인지 우울 증상인지
구별해 보자. 내 마음의 정확한 위치를 아는 것이야말로, 그에 맞
는 가장 효과적인 회복 루틴을 찾아나가는 출발점이다.

번아웃Burn-out	우울 증상Depression
"일 생각만 해도 질려, 너무 지쳤어" "휴식이 필요해. 쉬면 나아질 것 같아"	"나라는 존재가 무가치하게 느껴져" "좋아하던 일도 이제는 아무 감정 없어"
일(직무/학업)에 대한 정서적 고갈 상태	일 외에도 '모든 게' 무기력하고 감정이 바닥인 상태
업무, 학업 등에서 오는 피로, 무기력, 성과 감소, 감정 고갈로 주변인들에 대해 냉소적임	슬픔, 공허함, 죄책감, 불면증, 식욕 변화, 자존감 저하(무가치감)에 따른 자기 자신에 대해 부정적 감정을 내비침

※번아웃 측정의 세계적 표준인 MBI Maslach Burnout Inventory와 우울증 선별 검사로 가장 많이 쓰이는 PHQ-9 Patient Health Questionnaire-9를 참고하였다.

번아웃은 일(직무)에 국한된 외적 스트레스에서 비롯되는 경우가 많다. 반면, 우울 증상은 생활 전반에 영향을 미치는 내적 스트레스와 더 관련이 깊으며, 뇌의 화학적 변화나 트라우마와도 연관이 깊다. 다시 말해 번아웃은 투입한 에너지에 비해 회복과 보충이 충분히 이루어지지 않아 생기는 경우가 많아, 적절한 휴식과 회복을 통해 호전될 가능성이 크다.

번아웃의 회복 루틴

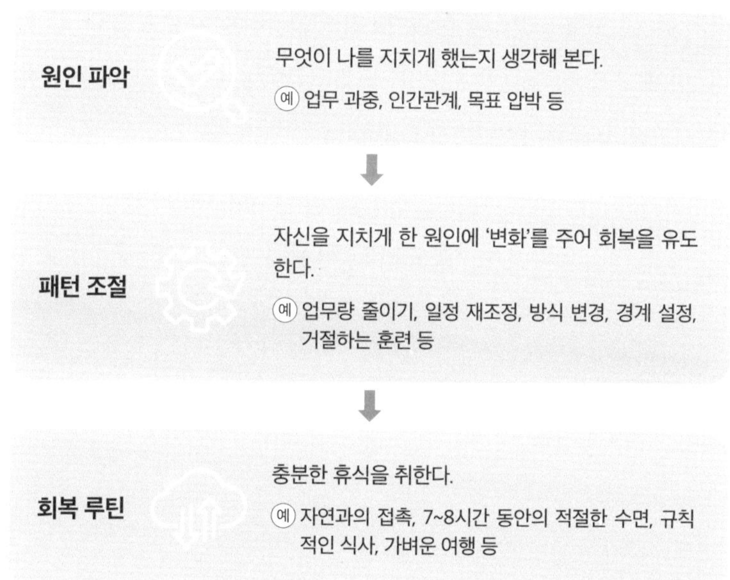

그에 반해 우울 증상은 자가 극복이 어려울 경우 정신 건강 전문가의 심리치료 및 약물치료가 필요할 수 있다. 번아웃과 다르게 우울 증상은 여러 요인에 의해 발생하기 때문이다. 만성 스트레스(가족, 일, 인간관계 등), 유전적 소인(가족 중 우울증 병력이 있는 경우), 과거의 상처(유년기 학대, 따돌림 등)를 비롯해 자기 비난, 완벽주의, 수면 부족, 과도한 카페인·당분·알코올 섭취, 이별, 사별, 해고, 경제적 위기 등도 모두 영향을 미칠 수 있다. 그래서 우울 증상은 원인을 100% 파악하기보다는 어떤 요인이 나를 힘들게 만들고 있는가를 조금씩 '언어화'하고 다뤄가는 과정이 중요하다[*]고 한다. 이제 스스로 질문을 던지며 나를 괴롭히는 감정을 찾고, 그에 맞는 회복 루틴을 하나씩 실천해 보자.

우울 증상의 회복 루틴

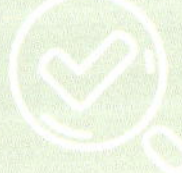

원인 파악  '어떤 요인이 나를 힘들게 만들고 있는가?'를 언어화한다.

---

[*] 정신과 의사 가바사와 시온은 그의 저서 《말로 표현하면 모든 슬픔이 사라질 거야》(동양북스, 2023)에서 고통을 밖으로 꺼내는 '아웃풋'의 힘을 강조한다. 괴로운 감정에 이름을 붙여 말로 표현하는 것만으로도 뇌의 편도체 활성도가 낮아진다는 것이다. 결국, 내 안의 고통을 언어화하는 것은 막연한 두려움을 통제 가능한 정보로 바꾸는 치유의 첫걸음이다.

회복 루틴 1 - Mind

1 STEP

지금 내 삶에서 '의미'나 '기쁨'을 느끼게 하는 것 떠올리기(작은 것도 괜찮다)

 햇빛 쬘 때, 식물에 물 줄 때, 강아지나 고양이를 볼 때, 커피 한 잔 하는 순간, 누군가 내 이야기를 진심으로 들어줄 때, 내가 한 일을 작게라도 인정해줄 때 등

2 STEP

자기 비판 멈추기

'나는 왜 이러지?' '난 아무것도 아니야'라는 생각 대신 '충분히 잘해왔어' '정말 기특해'라고 말해주고 토닥이기

3 STEP

나 자신에게 가장 해주고 싶은 말 하기

"그동안 정말 많이 버텼구나."
"괜찮아, 여기까지 온 것만으로도 충분해."
"이 감정도 언젠가는 지나갈 거야."
"지금은 그냥 조금 쉬어도 괜찮아."

일반적으로 기분이 좋아져야 무언가를 할 의욕이 생긴다고 생각한다. 하지만 내 경험상 기분이 따라오길 기다리기보다 회복 루틴을 먼저 적극적으로 실천했을 때 감정도 따라왔다.

'지금 감정은 감정일 뿐.'
'오늘 좀 더 행복해진 것 같다.'

나에게 직접 '말'로 표현하고 힐링이 될 구체적인 방법들을 적극적으로 찾아 실행에 옮겼다. 시간이 날 때마다 새로운 곳을 찾아가 자연경관을 즐기거나 조용히 책을 읽기도 했다. 날 위한 건강한 음식을 손수 만들고 자전거도 타기 시작했다. 바쁘다는 핑계로 방치했던 펜트리와 찬장을 싹 정리하고, 손이 닿지 않던 곳 구석구석 먼지도 닦았다. 그 덕분일까. 그 이후로는 아침에 일어나는 일은 물론이고 컵 하나를 꺼낼 때조차 상쾌함이 느껴졌다.

만약 지금 번아웃이 왔다면, 무의식적으로 스트레스를 방치하다가 우울증으로 번지지 않도록 지금 소개한 방법 중 각자의 일상 생활에 적용 가능한 범위로 시도해 보자. 그리고 더 나아가 스스로 힐링할 수 있는 행동들을 찾고, 적극적으로 실행하면서 극복해내길 바란다. 스트레스 관리야말로 나를 위해 가장 먼저 챙겨야 할, 건강한 삶을 위한 중요한 자기관리라는 점을 잊지 말자.

우울 증상의 회복 루틴 2 - Action

1 STEP

작은 행동부터 시작하기

(예) 아무것도 하기 싫을 땐 창문 열고 햇빛 쬐기(10~15분), 따뜻한 물 한 잔 마시기, 몸에 부드럽고 편한 옷으로 갈아입기, 가벼운 산책(걷기) 혹은 스트레칭, 씻기(샤워 혹은 반신욕), 영양소가 풍부하며 소화가 잘되는 식사하기

2 STEP

삶의 흥미 되찾기

- 작은 취미 만들기
  (예) 좋아했던 취미 중 조금이라도 할 수 있는 것 시작해 보기(그림 그리기, 뜨개질, 식물 키우기, 요가, 독서 등)
- 집안일 조금씩 하기
  (예) 물건 정리하기, 세탁기/청소기 돌리기, 먼지 닦기 등 소소한 일부터 쪼개서 시작하기
- 편안한 콘텐츠 보기
  (예) 자연 영상, 힐링 여행 영상, 잔잔한 음악, 동물 영상 등
- 핸드폰, 뉴스, SNS는 최소화 혹은 멀리하기
  자극적인 기사나 다른 이의 일상을 보는 건 우울감 극복에 전혀 도움이 되지 않는다. 나의 힐링에만 집중하자.

3 STEP

활동 범위 넓히기

- 가까운 사람(평소 이야기를 잘 들어주거나, 나를 편안하게 해주는 사람)과 대화하기(단 5분이라도 좋다)
- 좀 더 적극적인 취미 시도하기
  (예) 영화 보기, 러닝, 등산, 자전거 타기, 여행 등

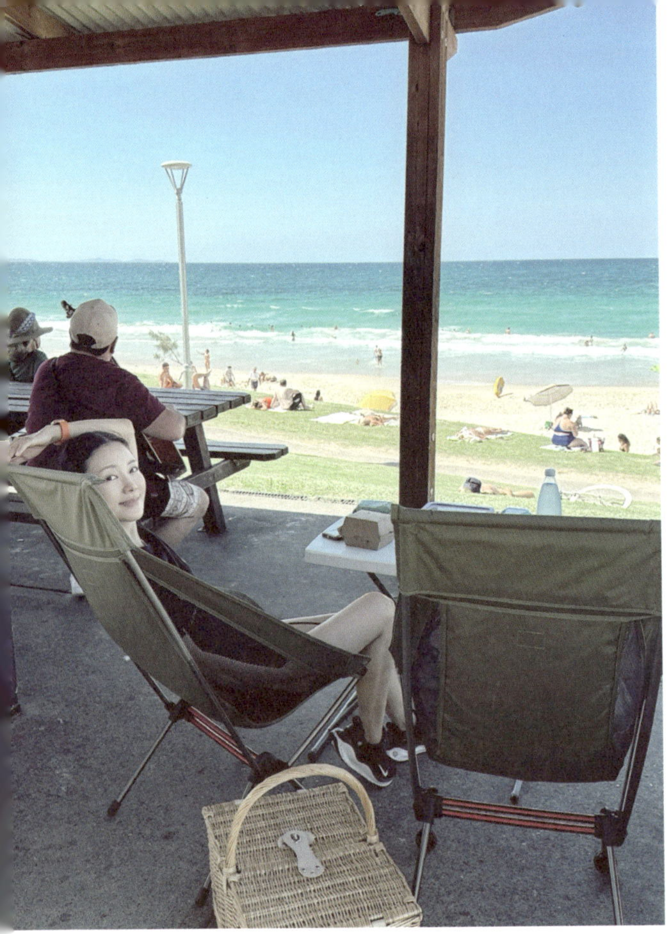

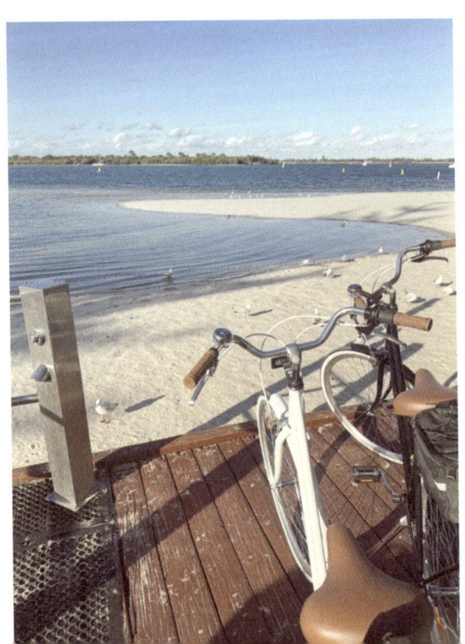

힘든 순간은 분명 지나가고, 반드시 나아진다!

우울 증상은 소화력 또한 떨어뜨린다. 나는 작은 용량(900ml)의 두유 제조기로 항상 채소죽을 만들어 먹었다. 감자 1개, 단호박 작은 것 1개, 양파 1/2개, 다진 마늘 1큰술, 캐슈너트 한 줌 그리고 채소로 만든 코인 육수 1/2개를 넣어 죽을 만든다. 올리브오일과 후춧가루를 약간 뿌려 먹으면, 웬만한 레스토랑 수프 메뉴는 저리 가라다! 입맛이 없을 때도 한 그릇 뚝딱 비워지는데, 영양은 든든하고 소화는 덤이다. 단백질을 보충하고 싶다면 양파와 채 썬 양배추를 넣은 달걀찜을 곁들여 보자.

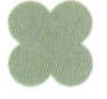

운동에
즐거움이란 게 있을까?!

건강에 운동은 필수라는 말은 뻔하다 못해 이젠 아무런 감흥도 없다.

'누가 그걸 모르나…'

화보 촬영이 잦은 직업 특성상 몸매 관리에 필요한 운동은 늘 내 생활의 일부였다. 한때는 아침에 필라테스 수업을 듣고, 오후에 러닝을 하고, 퇴근길에 PT까지 받는 날도 있었다. 그래서 다행히 촬영 당일엔 반쪽이 된 얼굴과 납자하게 달라붙은 복부로 카메라 앞에 설 수 있었지만, 문제는 자제력 좋은 나조차 촬영 후의 보상

심리를 조절하기 힘들었다는 점이다.

'고생했으니 먹고 싶은 거 다 먹어야지!'

어느 날 문득 과거를 돌이켜보니 꽤 오랫동안 운동이란 걸 즐겁게 해오지 못한 듯했다. 이유는 간단했다. 운동 그 자체보다 타인에게 예뻐 보이는 몸매를 유지하는 데 더 집중하다 보니, 결국 하기 싫은데도 억지로 하는 운동이 되어버렸기 때문이다. 운동 스케줄을 빼먹으려고 오만가지 핑계를 생각하다 등록비가 아까워 억지로 간 적이 부지기수였다. 날 위한 운동인데 웬 말인가? 사서 고생이 따로 없을 지경이었다.

어린 시절엔 누가 시키지 않아도 혼자 운동장에 나가 하는 땀 흘리는 운동에 열심이었다. 줄넘기는 100개를 채워야 내려놨고, 달리기는 직성이 풀릴 때까지 트랙을 돌고 나서야 멈췄다. (그 덕분에 초등학생 때는 단거리 육상대회에 학년 대표로 나서기도 했다.) 그땐 힘든 줄도 모르고 재미있기까지 했는데 왜 지금은 '운동에 즐거움이란 게 있을까?!' 싶은 생각이 드는 걸까? 문제는 운동이 아니라, 운동을 대하는 내 목적이 달라졌기 때문이었는지도 모른다. 결국 운동에서 가장 중요한 건 무엇을 하느냐보다 어떤 이유로 하느냐였다. 남에게 예뻐 보이기 위해, SNS에 보여주기 위해, 혹은 바디 프로필을 찍기 위해 하는 운동은 어느 순간 즐거움보다 압박이 된다. 하지만 내 건강과 컨디션을 위해 하는 운동은 억지로 버티는 일이 아니라, 자연스럽게 지속되는 습관이 된다. 지금의 나는 예전과 달리 몸매는 더 투박해질지언정, 손톱이 부러지고 까질지언정 운동을 하는 동안만큼은 그 순간에 푹 빠진다.

타인의 시선을 의식하며 억지로 하는 운동이 아니라, 오로지 내 건강, 내 즐거움에만 초점을 맞추면 말로 표현 못 할 엄청난 활력이 생긴다. 만약 운동이 숙제처럼 느껴진다면 '나만 좋으면 됐지!'라는 마음으로 시선을 바꾸고, 진짜 '나'를 위한 운동이 어떤 게 있을지 먼저 찾아보자.

탄력이 필요하다면 '밖으로 나가 즐겁게 뛰어라'

피부 건강 측면으로 보자면 어떤 운동이든 신체 활동은 모두 도움이 된다. 근육을 움직이고 땀을 흠뻑 흘리면 피부는 언제나 생기가 돈다. 조용히 땀을 흘리는 요가도, 가쁜 호흡을 내뱉게 되는 근력 운동도 마찬가지다. 특히 근력 운동은 단순히 외적인 변화를 넘어 미래의 내 몸을 지켜주는 건강 보험이기도 하다.

나는 호기심이 많아서 궁금한 운동은 일단 직접 해 보는 편이다. 헬스와 필라테스는 당연하고 등산, 클라이밍, 테니스, 수영, 패들보드에 복싱까지 두루 섭렵했다. 그러나 여러 운동 가운데 가장 확실한 변화를 준 것은 '러닝'이었다. 여기서 중요한 건, 헬스장 러

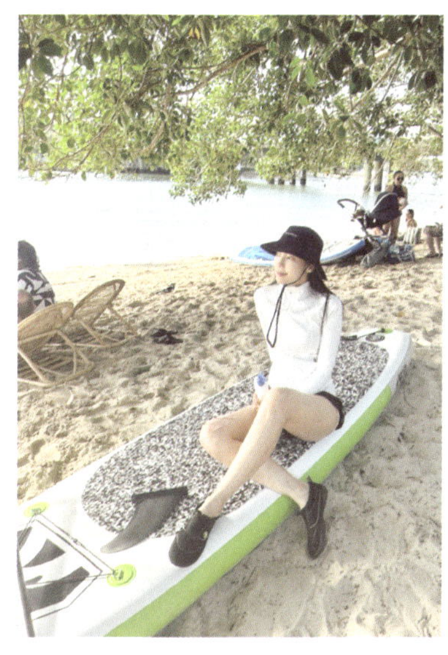
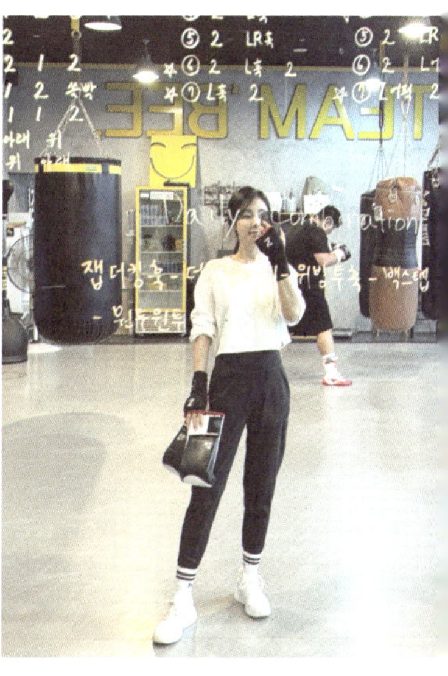
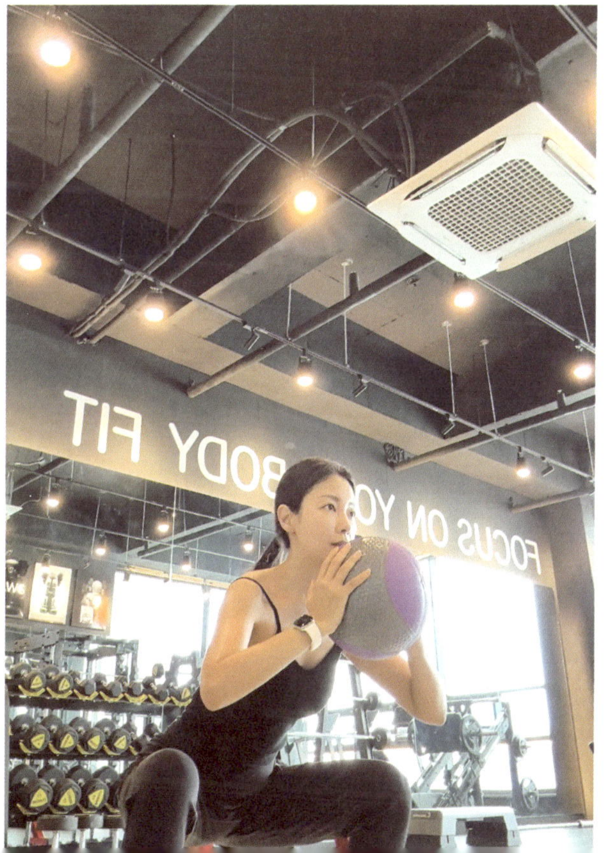

닝머신 위에서가 아닌 '길' 위에서의 러닝이라는 점! 희한하게도 헬스장보다 동네를 한 바퀴 뛰었을 때, 회차가 거듭될수록 피부 탄력이 눈에 띄게 좋아지는 것을 체감했다. 이유가 무엇이었을까?

산소는 피부 재생과 탄력 유지에 매우 중요한 요소다. 실내보다 산소 농도가 더 높은 실외에서 운동을 하면 피부로 전달되는 산소 공급량도 자연히 증가한다. 즉, 길 위에서의 러닝은 단순하지만, 그 자체로 가장 강력하고 직관적인 유산소 운동이다. 짧은 시간 안에 심박수를 끌어올리고, 전신의 순환계를 자극하며, 심폐 기능이 활성화되면서 혈액순환이 눈에 띄게 개선된다. 그 결과 피부 세포에 산소와 영양분이 보다 빠르게 그리고 충분히 공급된다. 게다가 노폐물과 독소는 땀을 통해 자연스럽게 배출된다.

러닝 후 땀으로 반짝이는 피부는 일시적 현상이 아니다. 피부 대사 기능이 활발하게 작동하고 있다는 증거이며, 화장품 하나 바꾸는 것보다, 30분의 러닝이 피부 회복과 탄력엔 더 큰 효과를 발휘한다! (화장품 브랜드를 운영하는 나조차도 반박할 수 없는 사실이다.)

또한, 일정 시간 이상 지속하는 유산소 운동은 콜라겐 합성을 자극하고 피부 탄력을 유지하는 데 중요한 역할을 하는 '**성장호르몬 분비**'를 촉진한다[*]. 이 성장호르몬은 지질 대사에도 관여해 내장지방 감소에 도움을 준다고 알려져 있으므로 결국 규칙적인 러닝은 피부의 결, 윤기, 탄성 모두를 탄탄하게 만들어줄 뿐 아니라

군살 없는 몸매를 만들어주는 최적의 운동인 셈이다.

하지만 무엇보다 러닝은 정신적인 해방감을 동반하는 운동이라는 점에서 주목할 만하다. 좋아하는 음악을 들으며 달릴 때, 스트레스 호르몬(코르티솔)은 낮아지고 기분을 끌어올리는 세로토닌과 엔도르핀이 분비된다. 감정이 맑아지면 피부도 맑아진다는 말은, 러닝을 하는 사람이라면 누구나 공감할 법한 이야기다.

결론적으로 러닝은 바쁜 일상 속에서 가장 쉽게 접근할 수 있는 피부 건강 루틴이자 정신 건강 회복법이다.

실제로 나는 한 번 호주에 머물기 시작하면 6개월은 피부과에 가지 못한다. 가끔 집에서 해주는 필링제(고마쥐 타입)와 머드팩 그리고 마스크팩으로 관리하는 게 전부다. 보통 이렇게 자외선이 강한 나라에서 피부과 시술 없이 지낸다는 말을 들으면, 한국으로 돌아올 때쯤은 피부 상태가 엉망일 거라 생각한다. 하지만 결과는 그 반대다. 각종 피부과 레이저 시술을 받을 때보다 피부 자체는 더 힘 있고 생기가 돈다! 이유는 단 하나다.

러닝.

---

* 하버드 의대 정신과 교수 존 레이티는 그의 저서 《운동화 신은 뇌》(녹색지팡이, 2023)에서 운동이 뇌와 신체 시스템에 미치는 영향을 다룬다. 특히 운동이 성장호르몬(HGH) 분비를 촉진하여 세포 재생과 항노화에 기여한다는 점을 강조한다.

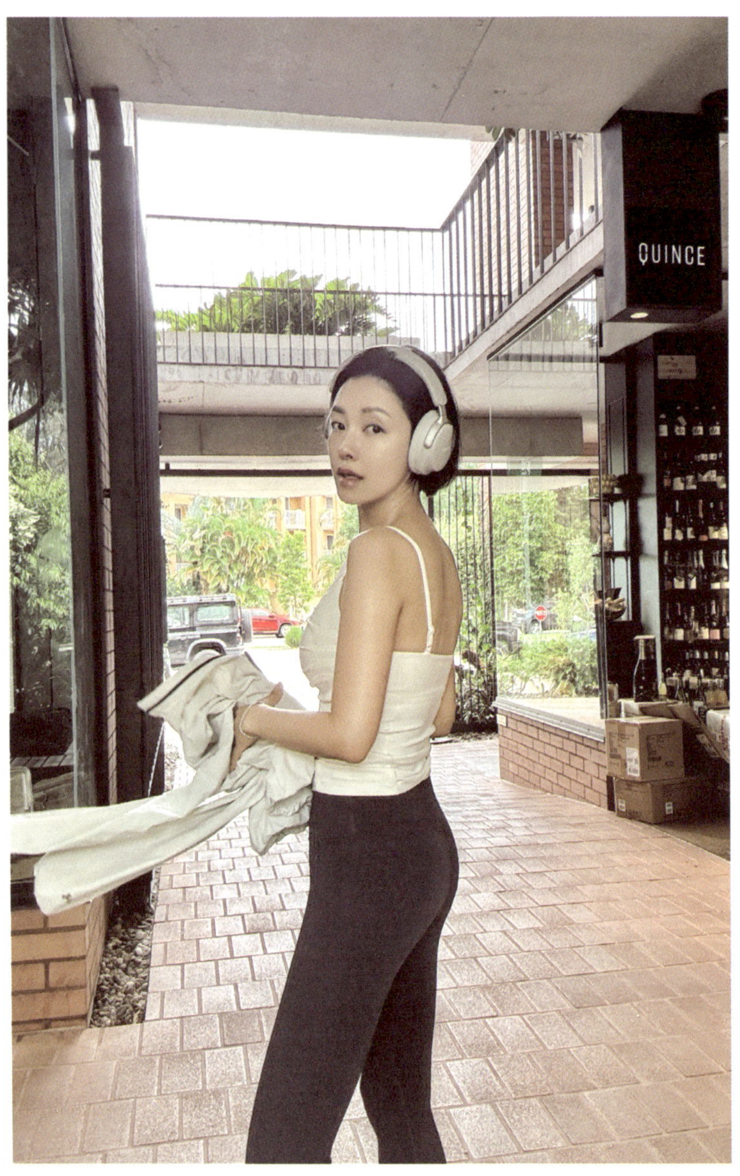

UNA'S WELLNESS RITUAL

호주에선 좋은 날씨 덕분에 하루가 멀다 하고 밖으로 나간다. 내가 가장 좋아하는 시간은 노을이 질 때. 노을과 함께 좋아하는 음악을 들으며 긴 해변을 따라 목적지까지 뛰고 나면 헤어밴드와 속옷까지 땀으로 흠뻑 젖는다. 이렇게 야외에서 30분 이상씩 뛰는 걸 몇 달씩 하다 보면 피부 탄력은 놀랍도록 올라간다.

반면 실내에서의 러닝은 결과가 확실히 다름을 느낀다. 가끔 비가 올 때면 아쉬운 대로 실내 러닝머신에서 뛰기도 하는데 야외 러닝 후 느껴지는 피부 탄력감만큼 만족스럽지는 못하다. (안 하는 것보단 훨씬 좋겠지만.) 야외에서 뛸 때는 엔도르핀이 샘솟고, 신선한 공기 덕분에 산소 공급도 원활해진다. 게다가 굴곡진 땅을 딛는 과정에서 코어까지 자연스럽게 자극된다. 이 모든 요소는 러닝머신이 결코 대체할 수 없는, 고유의 활력과 피부 생기를 만들어낸다.

피부 탄력을 오로지 피부과에서만 해결하려는 사람들이 많다. 그러나 탄력을 위한 각종 레이저 시술은 결국 피부 속에 상처를 내고, 그 회복 과정에서 따라오는 탄력을 유도하는 방식이다. 피부 상태 자체가 좋지 못한데 그 시술이 과연 얼마나 드라마틱한 결과를 가져다주겠는가? 만일 그럼에도 불구하고, 피부과 시술을 받고 싶거나 더 만족스러운 결과를 기대한다면, 차라리 러닝으로 피부 컨디션을 올려놓고 시술을 받으라 조언하고 싶다.

내 주위에서는 나의 권유로 러닝을 시작한 후 이제 피부과 시술의 필요성을 덜 느끼게 됐다는 반응도 조금씩 나오고 있다. 사실 러닝으로 얻은 탄력은 신체 본연의 건강함이 빚어낸 자연스러운 탄력이니 그 어떠한 시술과도 비교하기 어렵다. 푹 자고 일어난 다음 날 아침, 세안 시 손끝에서 느껴지는 피부 탄력이 다를 것이다.

러닝을 둘러싼 갑론을박甲論乙駁 "러닝은 피부 노화를 앞당길까?"

최근, 세계적으로 러닝 열풍이 불면서 한국에서도 건강을 위해 달리기를 시작하는 사람들이 눈에 띄게 늘었다. 하지만 건강해지기 위해 시작한 러닝이 오히려 관절에 무리를 주고, 노화를 앞당긴다는 우려 섞인 목소리도 적지 않다. 무릎이나 관절, 하체 근육 부상은 자세나 강도 조절로 개선될 여지가 있다지만, 정작 많은 사람이 더 민감하게 반응하는 건 따로 있다. 러닝을 하다 보니 몸과 얼굴의 살이 함께 빠져, 어딘가 모르게 노안이 되어 간다는 것이다.

완전히 틀린 말은 아니다. 러닝은 칼로리 소모에 유리한 유산소 운동이기에 섭취한 에너지보다 소모량이 많아지면 체중이 줄고, 이때 얼굴살도 예외 없이 빠지기 때문이다.

그래서 나는 러닝의 시간과 강도를 정할 때, 기록이나 거리보다 내 몸의 반응을 먼저 살핀다. 건강 관리가 목적이라면, 얼마나 오래, 얼마나 많이 뛰었는지보다 중요한 건 '내 몸에 무리 없이 지속할 수 있는가'라는 생각에서다.

결국 모든 운동의 답은 같다. '균형'. 아무리 건강에 좋다고 해도 과하면 독이 되고, 나에게 맞게 조절하면 그만큼 좋은 보약으로 돌아온다. 러닝 역시 유행처럼 나만의 기준 없이 기록을 좇기보단, 내 컨디션을 끌어올리는 데 목적을 두자.

러닝은 생각보다 어려운 운동이 아니다. 뉴스에서 청정한 공기를 예보하는 날, 운동화를 신고 일단 밖으로 나가서 뛰어보자!

러닝이 맞지 않는 사람이라면? 등산을 추천!

어릴 적부터 아빠와 함께 등산을 즐기던 나는 우리나라에 본격적인 등산 열풍이 불기 전부터 유튜브 영상을 통해 꾸준히 등산을 추천해왔다. 등산 또한 야외 운동 고유의 장점을 고루 갖췄으며, 그 과정에서 얻는 피부 탄력도 놀라울 만큼 드라마틱하다! 지면이 균일하지 않은 숲길을 오르내리는 동안 미세 근육부터 코어까지, 내 몸은 단순한 유산소 운동 이상의 자극을 받는다.

무엇보다 등산의 가장 큰 묘미는 산이 내뿜는 피톤치드Phytoncide다. 피톤치드는 체내의 산화 스트레스를 줄이고 면역 기능을 향상시켜 피부 노화 예방과 회복력 증가로 이어지게 한다. 이는 내가 가장 좋아하는 등산만의 장점이기도 하다.

지오스민Geosmin이나 페트리코Petrichor 같은 흙냄새, 토양의 향기를 깊이 들이마실 때의 심신 안정도 빼놓을 수 없는 장점이다. 또한 산속은 도심보다 산소 농도가 높아 피부 세포에 전달되는 산소량이 늘어나므로, 혈류 개선은 물론 콜라겐 생성과 피부 재생 작용 등 피부 건강에 다양한 도움을 준다. 즉, 피부 탄력과 정신 건강을 동시에 챙길 수 있는 가장 간단하고도 강력한 '자연요법'이 바로 등산이다.

러닝이 부담스러운 사람이 있다면, 숲으로 들어가자. 피부가 먼저 반응할 것이다!

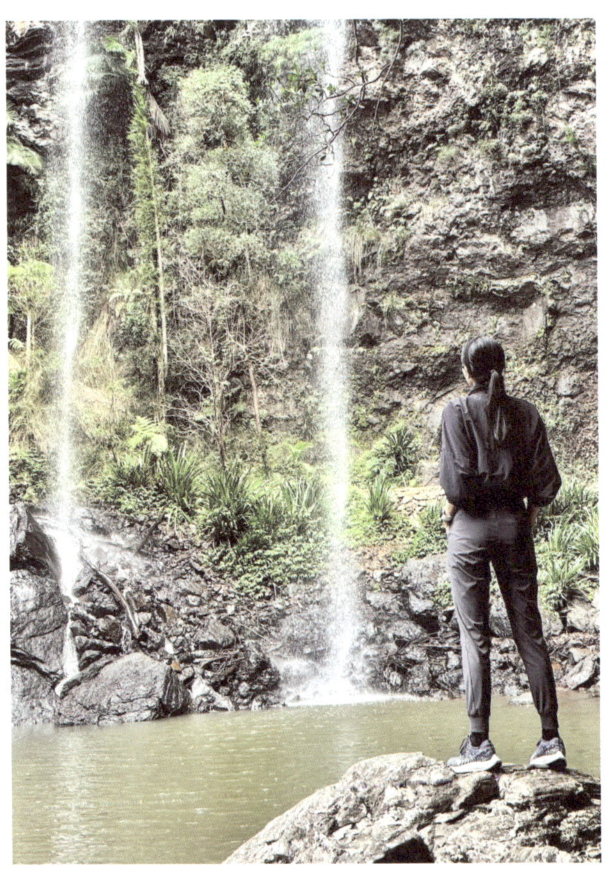

잠이
보약이라는 진리

아무리 좋은 보약을 먹어도 잠이 부족하면 체력을 온전히 올려주지 못한다. 그만큼 잠은 우리 몸의 모든 시스템을 재정비하고 회복시키는 가장 기본적이고도 강력한 치유 과정이다. 그러나 현대인 다수는 몸의 피로에도 불구하고 쉽게 잠들지 못해 수면 부족과 불면증을 호소하고 있다.

나 역시 번아웃과 우울증이 차례로 찾아왔던 시기, 불면증으로 꽤 오래 고생을 했다. 잠을 자기 위해 눈을 감으면, 그때부터 머릿속은 각종 업무와 스케줄 압박으로 가득 찼다. 심장이 빨리 뛰기 시작하고, 몸이 뒤틀리는 듯한 불편함에 결국 침대를 빠져나왔다. 잠들기 위해 온갖 방법을 시도해 보았지만, 언제나 불면증의 압승.

지칠 대로 지친 나는 결국 수면 유도제를 찾을 수밖에 없었다.

여느 때와 같이 불면증과 씨름하던 '그날' 밤. 수면 유도제를 먹기 위해 약통을 연 순간, 텅 빈 약통을 확인하며 그대로 얼어붙고 말았다. 분명히 그 약통에는 한 달치의 수면 유도제가 들어 있었다. 최대 2주 이내 단기 복용만 권장되는 약을 한 달 내내 의지하며 삼켰던 것이다. 약이 줄어드는 것조차 눈치채지 못한 채.

수면 패턴의 심각성을 깨달은 그날을 기점으로, 수면 유도제를 끊고 나만의 '수면 의식'을 만들어 실천하기 시작했다.

다음 날의 컨디션을 좌우하는, 수면 의식

아침에 하는 물 한잔 의식과 마찬가지로, 자기 전 수면 의식은 삶의 질에 영향을 준다는 점에서 분명히 필요하다고 생각한다. 내가 하는 수면 의식은 간단히 말해 뇌를 긴장 상태에서 이완 상태로 전환하는 행위다. 별로 대단한 게 아님에도 다음 날 하루 컨디션이 완전히 달라져서 요즘 더더욱 신경 쓰게 되었다.

나의 수면 의식

잠들기 3시간 전	**잠을 깨우는 요소 피하기**

이뇨 작용이 있는 차(녹차, 생강, 시나몬 등)

맥주, 와인 등의 알코올 음료, 커피, 초콜릿 등의 카페인 함유 식품

화장실을 자주 간다면 물도 가급적 마시지 않기

잠들기 2시간 전	**수면 호르몬(멜라토닌) 분비를 돕기**

조명은 어둡게

블루라이트(핸드폰, 컴퓨터 등)나 독서는 피하기

※단, 독서는 집중되는 내용은 피하고 이완되는 내용이라면 OK!

잠들기 1시간 전	**졸림 유도하기**

따뜻한 물로 샤워 또는 족욕하기

※단, 너무 뜨거운 온도로 반신욕을 하면 오히려 열이 내려갈 때까지 숙면이 방해될 수 있으므로 피할 것

잠들기 30분 전	**안정된 기분으로 이완하기**

라벤더처럼 수면에 도움이 되는 아로마오일 발향 시키기

눈을 감고 내 마음이 편해지는 상황이나 사물(동물, 물건 등) 떠올리기

수면 시간 규칙성 지키기

또 한 가지 수면 의식만큼이나 숙면에 매우 중요한 것은 '수면 시간 규칙성*'이 동반되어야 한다는 점이다. 아무리 바쁘더라도 정해진 시간에 잠자리에 들고, 아무리 피곤하더라도 정해진 시간에 일어나는 규칙성이 유지되어야만 숙면을 취하지 못하는 내 몸도 이 리듬에 적응하고, 규칙성에 따라간다.

유튜브에 공유했던 불면증 관련 영상 속에 이런 내용이 있다.

'머릿속이 복잡해 도저히 잠이 오지 않을 때는 침대에서 억지로 버티지 말고 차라리 책상에 앉아 메모를 하라.'**

걱정되는 업무나 복잡한 스케줄처럼 정리되지 못한 것들이 머릿속을 떠다니며 불면을 부추기기 때문이다. 이럴 때는 머릿속에서 맴도는 생각들을 하나하나 노트에 적어 내려가 보자. 블루라이트를 내뿜는 노트북이나 핸드폰이 아닌 '종이'에 무엇이든 적고 나

---

* 수면 전문가 매슈 워커는 《우리는 왜 잠을 자야 할까》(열린책들, 2019)에서 수면의 질을 높이는 가장 결정적인 요인으로 '규칙성'을 꼽는다. 우리 뇌 깊숙한 곳의 생체 시계는 매일 같은 시간에 일어나는 자극을 통해 하루의 리듬을 동기화하기 때문이다. 이 생체 시계는 약 24시간 주기로 돌아가며, 똑같은 시각에 자고 일어나는 습관으로 일정하게 맞출 수 있다는 깃이다.

** 수면 의학에서 매우 중요한 개념인 '자극 조절 요법'의 일종이라 할 수 있다. 잠이 오지 않을 때 침대를 벗어나야 뇌가 침대를 '고민의 장소'로 오인하지 않도록 만드는 과학적인 처방이다.

면, 머리가 훨씬 가벼워진 듯 개운해진다. 다시 침대에 누웠을 때 복잡한 생각은 거의 사라져 있을 것이다.

잠은 단순히 육체적 피로뿐 아니라 정신적 소모와도 밀접하게 연관되어 있다. 요즘 계속 잠을 설치는 분들이라면 자기 전 자신만의 '수면 의식'을 만들어 꼭 실천해 보길 바란다. 수면의 질이 향상되면 불면증은 자연적으로 개선될 수 있으며 비로소 '잠이 보약'이라는 진리를 체감할 수 있다.

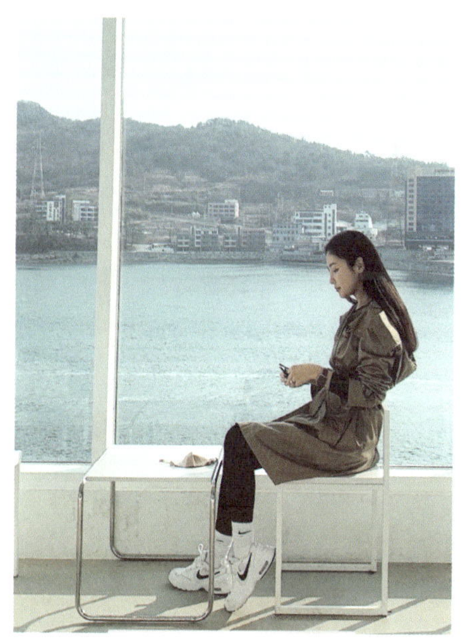

1 스트레스 관리는 건강한 삶을 위한 최우선 과제다. 자기관리의 효과가 미미하다면, 알 수 없는 이유로 몸에 이상 신호가 느껴진다면 스트레스 관리를 시작하자. 결국 모든 건 내가 행복해지기 위함이니까.

2 스트레스 관리, 그 첫 단계는 나의 방치된 스트레스를 인정하는 것부터 시작한다. 그다음 단계로 스트레스로 인한 나의 상태가 번아웃인지 우울 증상인지 구별해 그에 맞는 회복 루틴을 하나씩 실천한다.

3 나는 타인의 시선 또는 어떤 목적 때문에 억지로 하는 운동을 멈췄다. 그리고 내가 즐거운, 나를 위해 자발적으로 하게 되는 운동을 시작했고, 삶에 활력이 찾아왔다.

4 내가 꾸준히 하는 (그만큼 효과적인) 운동은 몸과 마음 건강, 피부 탄력에도 효과적인 러닝과 등산이다. 물론 균형잡힌 건강한 몸을 위해 근력 운동도 반드시 병행해야 한다.

5 잠은 단순히 육체적 피로만이 아니라 정신적 피로와도 깊은 관련이 있다. 매일 잠들기 3시간 전 뇌를 긴장 상태에서 이완 상태로 전환하는 나만의 '수면 의식'을 실천한다.

"수면 의식에 추가하면 좋은
청각 자극 정돈법"

소리를 이용한 청각 자극 정돈법은 수면 의식에 포함하기 매우 좋은 방법이다. '청각 자극 정돈법'은 반복적이고 일정한 패턴의 사운드, 즉 특정 주파수를 통해 뇌파를 안정시켜 과학적으로 수면 유도에 도움을 준다고 알려진 방법이다. 화이트 노이즈, 핑크 노이즈, 브라운 노이즈라는 명칭처럼 소리의 색 Sound Color이라고 불리는 개념인데 집중력 향상, 수면 유도 등 뇌와 신경계에 긍정적인 영향을 주는 것으로 알려져 있다.

나도 처음엔 좀 생소하게 느껴졌으나, 관련 자료가 워낙 많고 쉽게 접할 수 있어 자연스럽게 듣기 시작했다. 그런데 경험해 본 결과, 특히 핑크 노이즈는 효과가 기대 이상이라 요즘도 자주 듣는다.

참고로 4Hz(델타파 유도)는 조용한 ASMR보다 더 정밀한 뇌파 조절 도구라 깊은 수면에 도움을 준다고 알려져 있다. 유튜브에 '4Hz'만 검색해도 다양한 자료들이 있으니 불면증이 있다면 한 번 시도해 보자!

소리의 색 Sound Color

구분	특징	소리 예시	참고
화이트 노이즈 (백색 소음)	· 성인 불면증보다 아기 수면에 좋다고 알려져 있음 · 외부 소음을 차단하거나 덮는 데 강함(도시, 벽이 얇은 집 등)	TV나 라디오의 신호 잡음('치이익' 소리), 기내 소음(공조 시스템 소리), 선풍기 강풍 소리 등	예민한 사람에게 차갑고 자극적으로 느껴질 수 있다는 단점이 있음
핑크 노이즈	※수면 유도에 가장 적합하다고 평가됨	빗소리, 나뭇잎 흔들리는 소리, 잔잔한 파도 소리 등	뇌파를 느리게 만드는 데 유리해 깊은 수면을 유도하고 기억력 향상 효과도 있다고 함. 잠들기 전 15~30분 정도 낮은 볼륨으로 듣고, 잠들면 꺼지게 설정하는 것이 이상적임
브라운 노이즈	불안감이 높거나 과각성 상태에서 안정감을 유도함	깊은 바람, 멀리서 들리는 폭포나 천둥 소리 등	ADHD, 이명에도 도움이 된다는 사례가 있음. 답답하게 느껴질 수도 있으므로 주의

·노이즈 듣는 방법

- 앱: BetterSleep, Noisli, Calm, Endel
- 팟캐스트: Deep Sleep Sounds, Sleep Noise Bedtime 등 수면용 채널
- 유튜브: 'Pink noise', 'Brown noise', '4Hz' 등 원하는 소리 검색

·실생활 활용 팁

- 숙면용: 핑크 노이즈(추천) 또는 브라운 노이즈
- 집중/작업용: 브라운 노이즈 또는 화이트 노이즈
- 밖에서 시끄러울 때 노이즈 캔슬링용: 화이트 노이즈(소음 중화 효과 강함)

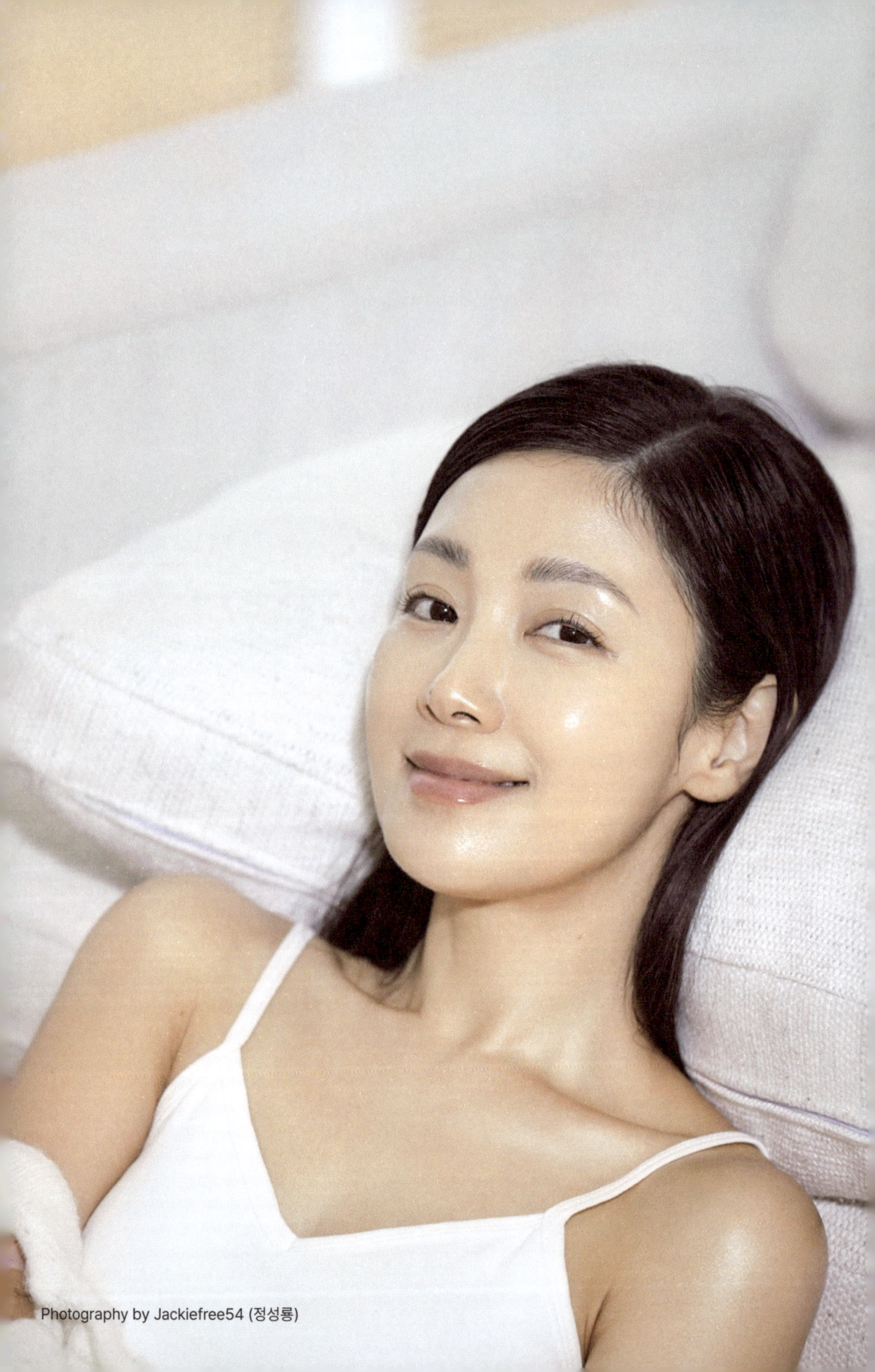

Photography by Jackiefree54 (정성룡)

PART 4

속부터 빛나는

나만의 스킨케어 레시피:

UNA'S SKINCARE RITUAL

어쩌면 결국

혼자 풀어야 하는 숙제

UNA'S
SKINCARE
RITUAL

어쩌면 결국

혼자 풀어야 하는 숙제

이번 PART에서는 피부 관리에 대해 이야기 나누고자 한다. 그리고 결론부터 말하자면 피부 관리는 전문가의 조언보다 내 피부가 보내는 미세한 신호를 얼마나 섬세하게 읽어내느냐에 달려 있다. 결국 스스로 이해하고 풀어가야 하는 숙제라고 생각한다.

40대에 접어든 후 가장 크게 깨달은 게 있다. 그것은 무언가를 더하는 것보다, 때로는 과한 관리를 멈추는 결단이 훨씬 드라마틱한 변화를 가져온다는 사실이다. 남들이 좋다는 고기능성 제품을 겹겹이 바르는 욕심을 내려놓고, 피부가 스스로 숨쉴 수 있는 회복력을 지켜봐 주는 것. 그 기다림이 때로는 가장 확실한 보약이 된다.

실제로 내가 집에서 꾸준히 실천하는 홈케어와 신중히 선택한 피부과 시술은, 수많은 시행착오 끝에 정착한 나만의 '생존 루틴'이다. 검증되지 않은 정보에 현혹되지 않고 오랜 기간 지켜온 방법이니, 이를 참고하여 '나만의 생존 루틴'은 과연 무엇일지 하나씩 찾아 나가 보자.

피부과 시술에 대한 결론, 무리하지 않기

평소 홈케어의 중요성을 강조하지만, '피부과 시술 = 나쁘다'라고 생각한 적은 없다. 그렇다고 '자주 받을수록 좋다'도 절대 아니다. 나 역시 필요에 따라 적절한 시술을 받으며, 10년 가까이 인연을 이어온 피부과 원장님의 병원에서 꾸준히 관리를 받아오고 있다. 다양한 시술로 유명한 분이라 국내에 도입된 웬만한 피부과 시술은 대부분 경험해 볼 수 있었고, 지금도 원한다면 어떤 시술이든 받을 수 있다. 하지만 오랜 시간 원장님을 비롯한 전문가와 대화를 나누며 내린 결론은 하나였다.

'무리한 시술은 받지 않기.'

아무리 후기가 좋은 시술이라 해도 내 피부에 맞는지가 더 중요하며, 시술의 종류만큼이나 신경 써야 할 것은 '시술 간격'이다. 피부가 감당할 수 있는 한계를 넘어서면, 득보다 실이 커질 수 있기 때문이다. 내가 피부과 시술을 최소한으로 받는 이유도 득보다는 '속노화'라는 실이 더 크다고 느껴서다. 젊어 보이려고 받는 시술인데, 속노화는 또 무슨 말인가?

피부 피로는 무서운 속노화로 이어질 수 있다

시술이란 인위적인 '손상'을 통해 신체가 이를 '상처'로 인식하게 함으로써, 자체적인 회복 기전을 반복시키는 과정이다. 문제는 이 회복의 기회가 무한하지 않다는 점이다. 세포 분열에는 한계Hayflick limit*가 있다. 반복되는 자극으로 분열 횟수 소모가 가속되면 초기엔 효과가 좋아 보일 수 있지만, 장기적으로는 질이 낮은 콜라겐 생성이나 만성적인 피부 피로로 이어질 수 있다. 겉은 젊은데 속(세포)은 늙는 '속노화' 상태가 되는 것이다.

그러니 재정적으로 여유가 있다고 무조건 자주 시술을 받기보

---

* 1961년 생물학자 레너드 헤이플릭이 발견한 이 법칙에 따르면 인간의 정상 세포는 분열할 수 있는 횟수가 정해져 있다. 세포 분열 시 DNA 끝단의 텔로미어Telomere가 짧아지고 한계에 도달하면 그 세포는 분열을 멈추고 재생 능력을 상실한 노화 세포로 변해 더 이상 재생되지 않는다는 것이다. 즉, 과도한 미세 손상과 재생의 반복은 이 분열 주기를 앞당길 우려가 있다.

다, 회복 기간을 염두에 두고 전략적으로 필요할 때만, 회복을 전제로 접근해야 한다. 동시에 수면, 영양, 자외선 차단, 피부 장벽 관리와 같이 평소 '세포 환경'을 함께 잘 관리해야 겉과 속이 함께 젊어질 수 있다.

이건 과장된 음모론이 아니라, 생물학 관점에서 실재하는 이론이다. 관련 전공자나 의료 종사자들의 목소리를 주의 깊게 들어보면, 시술 빈도와 회복의 중요성을 강조하는 이야기를 어렵지 않게 접할 수 있다.

더욱이 피부과 시술에 의지하다 보면 '텅장'이 되는 것도 순식간이다. 나도 월급의 절반 이상을 피부과에 쏟아붓다가 정신 차린 경험이 있다(벌써 20여 년이 지났지만). 내 피부에 필요한 시술의 종류와 횟수(적정 주기)를 알게 된 후 지금은 가벼운 시술 몇 가지만으로 충분히 만족한다.

나에게 꼭 필요한 것만, 피부과 관리 루틴

그래서, 현재 나는 어떤 시술을 받고 있는지 궁금해 할 독자를 위해 루틴을 정리해 보았다.

한국에 있는 동안 받는 시술인 만큼 (1년 중 6개월은 호주에 머문다) 잡티 케어를 위한 토닝 레이저는 빼먹지 않는 편이고, 자극이 크지 않은 리프팅 레이저 시술을 시간이 허락하는 선에서 연 2~3회 받는다. 시술 당일 재생 관리는 꼭 포함한다.

① 토닝 레이저(월 1~2회)

제네시스, 레블라이트 SI, 피코 토닝 중 그날의 피부 상태에 맞는 시술을 선택한다. 홍조나 홍반이 보일 땐 브이빔 레이저를 당일 추가하기도 한다.

② 리프팅 레이저(연 2~3회)

얼굴에 살이 없는 편이라 울쎄라처럼 강도 높은 시술은 지양한다(병원에서 추천하지 않는다). 온다(마이크로웨이브), 올타이트(단극 고주파 RF), 리니어지(초음파) 중 한 가지를 선택해 받는데, 에너지 방식이 각각 달라 그때 피부 상태에 맞게 종류를 선택한다.

③ 재생 관리(LDM + 산소 테라피)

시술이 아닌 전문 관리사가 해주는 진정 관리이다. 다른 건 몰라도 LDM* 기기는 집에 구비해놓고 싶을 정도로 에스테틱 기기

---

* LDM Local Dynamic Micro-massage: 고밀도 초음파로 피부 세포 떨림을 유도, 피부 탄력을 저하시키는 단백질 분해 효소(MMPs)를 억제하고, 세포의 방어력을 높이는 열충격 단백질(HSP)을 활성화하여 피부 장벽 회복과 보습 및 진정을 돕는 의료용 장비다.

와는 효과 면에서 확연한 차이를 보인다(의료기기라 개인 구입할 수 없지만). 다른 관리와 비교할 수 없을 만큼 진정 효과가 뛰어나 별다른 레이저 시술을 받지 않더라도 LDM 관리만 받으러 병원을 찾기도 한다. 특히 야외 촬영이 있는 다음 날에는 모공 자극이나 트러블 예방을 위해 무조건 받는다.

지금 이 순간에도 새로운 시술이 쏟아져 나온다. 올라붙은 턱선, 반쪽이 된 얼굴 등 대중의 욕망을 자극하는 사진과 함께. 그만큼 외모에 대한 관심이 뜨겁다는 뜻일 것이다. 하지만 건강한 식습관과 운동, 이너뷰티 등 꾸준한 자기관리로 얻는 만족감이 커질수록 시술에 대한 의존도는 자연스럽게 줄고, 흥미도 옅어진다.

못 믿겠다고? 이 변화를 직접 체감해 본 사람이라면 누구나 공감하며 고개를 끄덕일 것이다. 이 책에서 소개하는 '진짜 나를 위한 자기관리 습관'들을 실천한다면, 당신의 피부에도 반드시 확실한 변화가 찾아온다.

나의 '생존' 루틴,
홈케어

앞서 말했듯, 1년의 절반 가까이를 호주에서 보낸다. 피부과에 자주 갈 수 없는 환경에서 내게 스킨케어란 결국 '혼자 풀어야 하는 숙제'다. 잡티, 모공, 리프팅 관리까지. 건강한 피부를 오래 유지하며 카메라 앞에 서야 하는 내게 홈케어는 선택이 아닌 생존이다!

나는 어릴 때부터 피부 관리에 유독 관심이 넘쳤다. 셀 수 없이 많은 홈케어를 시도했고, 무리한 케어로 '피부 오바이트' 현상도 숱하게 경험했다. (그땐 힘들었지만, 이 경험들이 거름이 되어 나의 유튜브 채널에 '홈케어 꿀팁' 영상을 가득 채워주지 않았던가!) 그리고 마흔다섯이 된 지금, 오랜 노하우는 결국 심플함이란 걸 터득했고 '나에게 맞는’ 홈케어를 찾아가기 시작했다.

데일리 베이직 케어, ‘Simple is the Best’

현재 내가 하는 홈케어는 데일리, 위클리, 먼슬리로 나뉜다.

먼저, 매일 하는 데일리 기초 케어에는 한 가지 원칙을 세웠다. ‘최소한의 단계’를 지키기. 기초 단계를 늘린다고 해서 피부가 그만큼을 다 소화해 내는 것은 아니다. 특히 자극적인 원료는 시간이 지나면서 피부 속에 쌓이고, 결국 트러블과 같은 ‘오바이트’ 현상이 나타날 수 있다.

현재 내 화장대에는 9종의 제품이 있다(151쪽). 전부 매일 사용하는 것이 아니라, 그날 피부 상태에 맞는 조합으로 루틴을 구성해 사용한다.

홈케어에서는 제품 그 자체도 중요하지만, 각 제품을 어떻게 나눠 쓰고, 어떤 순서로 바르는지도 중요하다. 나의 경우 진정·보습 제품은 낮과 밤 모두 사용하지만, 기능성 제품은 대부분 밤에 집중한다(트라넥삼산* 성분만은 예외). 기능성 케어는 ‘잡티 케어’와 ‘안티에이징’ 두 가지로 나누어 관리하는데, 그 이유는 기능성 원료일수

---

* 트라넥삼산Tranexamic Acid : 멜라닌 생성을 억제하는 성분으로 빛과 열에 비교적 안정적이어서 낮에도 사용 가능하다.

내가 사용하는 기초 제품

종류(성분)	주요 효능 및 용도
오리지널 세럼*	수분, 진정, 재생 관리
순수 비타민C 25% 세럼	기존 잡티 완화
나이아신아마이드 10% 앰플	기존 잡티 완화 및 모공 관리
트라넥삼산 5% 크림	잡티 생성 예방
레티놀 + 비타민 복합 세럼	안티에이징, 모공 관리
덱스판테놀 크림	보습, 재생용 크림
BHA, PHA 세럼	각질, 피지 정돈
비파인 토너, 수딩 크림	트러블 케어 및 예방
트러블 스팟젤	트러블 긴급 진정

* 오리지널 세럼은 내가 개발한 제품으로, 2025년에 출시했다.

드라마틱한 피부 재생 효과로 입소문을 탔는데, 재생 성분인 BSP-11을 국내 최초이자 최대 함량으로 담아낸 것은 물론, 병풀 추출물 '원액'을 그대로 함유했기 때문이다.

대부분의 병풀 추출물 함유 제품이 정제수에 병풀 원액을 소량 희석한 형태라면, 오리지널 세럼에는 병풀 원액(여과액)을 56% 그대로 담았다. 여기에 보습과 재생에 탁월한 10가지 핵심 성분도 더했다. 실제로 오리지널 세럼의 제조원가는 백화점에서 판매되는 수십만 원대 제품보다도 높다.

내가 오리지널 세럼을 출시한 이유는, 좋은 성분을 더 많은 사람이 부담 없이 바를 수 있게 하고 싶었기 때문이다. 여기서 말하는 좋은 성분이란 실제로 높은 등급의 유효 성분을 뜻하는데, 이런 성분들은 매우 비싸다. 게다가 피부에서 효과가 나타날 만큼 고함량으로 담으려면 제조원가는 높아지고, 제품 가격도 비싸질 수밖에 없다. 화장품 시장에서 제품 제조원가는 일반적으로 판매가의 10~20% 수준에 머문다. 여기에 판매가의 40~60% 이상이 마케팅 비용으로 쓰이는 구조까지 감안하면, 소비자가 실제로 바르는 내용물이 기대만큼의 값을 하기란 쉽지 않다.

제품을 개발하면서 생각한 건 단 한 가지였다. 양심적인 화장품을 필요로 하는 사람 모두가 여유로운 것은 아니지만, 그렇다고 해서 좋은 성분을 쓸 권리까지 제한되어야 할 이유는 없다는 것.

소비자가 지불하는 가격은 어차피 원가보다 높다. 그렇다면 내가 직접 마케팅하고 수익을 낮추면 충분히 가능한 일 아닌가!

록 중복되면 피부 자극을 일으키기 쉽기 때문이다. 그래서 각 원료의 상호작용을 고려해 순서를 정하고, 최소한의 단계만 바른다.

① 평소엔 2단계만

낮에는 기능성 제품 없이 진정과 보습 위주의 2단계로 주로 마무리한다. 피부가 민감한 날이나 기능성 성분에 지쳐 휴식이 필요할 때는 밤에도 2단계로만 마무리한다.

요즘은 기초 케어에서 토너를 생략하는 흐름이 점점 자연스러워지고 있다. 여러 단계를 덧바르기보다, 피부에 꼭 필요한 제품만 간결하게 사용하는 것으로도 충분하기 때문이다. 나 역시 각질 케어나 트러블 관리처럼 추가 기능이 필요한 경우가 아니라면 토너를 생략한다. 내 피부는 첫 단계에서 사용하는 세럼만으로도 피부 결 정돈과 수분 관리가 충분히 가능해, 세안 후 바로 세럼으로 기초 케어를 시작한다.

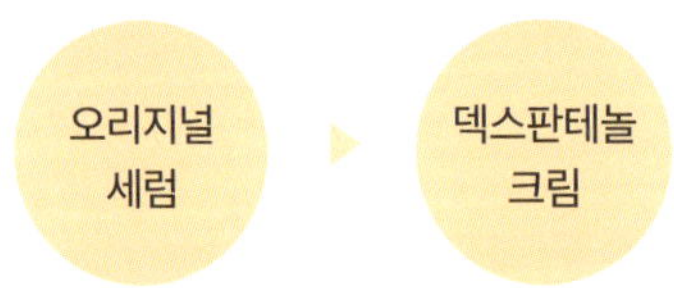

② 잡티 케어가 필요할 땐

미백 활성 성분(기능성) 제품을 2단계 사이에 추가하며, 데이 &

나이트 케어 모두 3단계를 넘어가지 않는다.

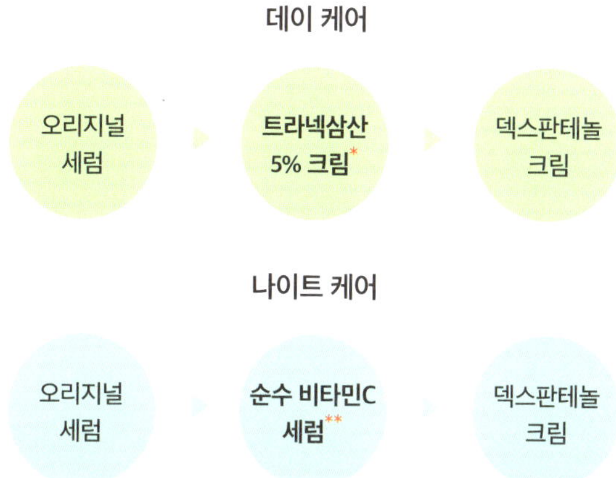

③ 안티에이징 케어가 필요할 땐

평소 오리지널 세럼으로 안티에이징 케어를 하고 있지만, 작용 기전이 다른 레티놀을 추가함으로써 다각도로 안티에이징 효과를 보기도 한다. 단, 레티놀이 각질 탈락을 촉진하고 세포 재생을 돕는 강력한 성분인 만큼, 피부 컨디션이 건강한 상태일 때만 선택적으로 사용한다. 또한 레티놀 성분은 차단제를 꼼꼼히 써도

---

* 내가 사용하는 트라넥삼산 5% 크림은 가벼운 젤 타입으로 크림을 바르기 전, 세럼처럼 사용한다.

** 순수 비타민C 세럼 도포 후 5분 정도 간격을 두고 크림을 바른다. 순수 비타민C(L-Ascorbic Acid)는 산성 pH 환경에서 안정적으로 작용하는데, 바로 크림을 덧바르면 형성되는 보호막 때문에 비타민C의 흡수가 방해될 수 있기 때문이다. 보통 3~5분 정도면 충분하다.

안정성이 떨어질 수 있기 때문에 피부 손상 회복과 재생이 활발히 이루어지는 밤 시간대에 바르는 방법을 고수한다.

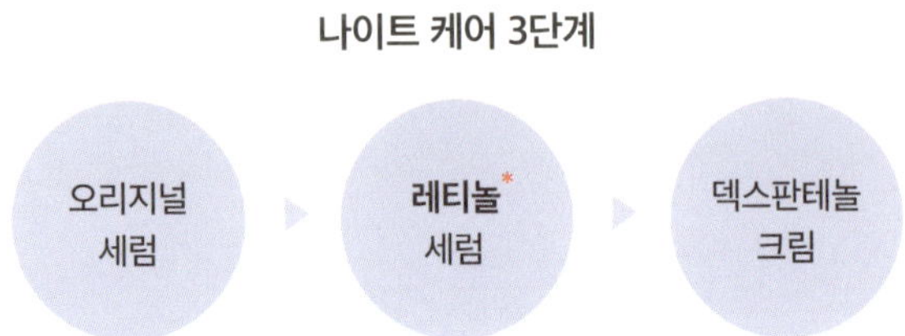

◆ NOTE

피부가 민감해 '순수 비타민C' 사용이 부담스럽다면?

민감한 피부에 낮은 pH의 화장품을 쓰면 피부 자극으로 이어지는 경우가 많다. 그래서 순수 비타민C는 효과가 좋은 만큼, 자극도 강한 편이다. 기존 잡티를 옅게 하는 데에는 순수 비타민C뿐만 아니라, 나이아신아마이드 성분도 효과가 있으니 참고하자.

How to apply

오리지널 세럼 → 잡티가 진한 **국소 부위**에 나이아신아마이드 앰플(5~10%) → 얼굴 전체에 트라넥삼산 크림(2~5%) → 덱스판테놀 크림

※트라넥삼산과 나이아신아마이드를 모두 고함량으로 얼굴 전체에 바르면, 민감 피부는 자극을 느낄 수 있다. 이때 나이아신아마이드를 잡티가 진한 **국소 부위**에만 사용함으로써 전체 자극은 줄이고 잡티 케어 효과는 극대화할 수 있다.

---

* 나의 경우 레티놀과 비타민C가 동시 함유된 제품을 사용하는데, 안티에이징과 미백 케어가 동시에 가능한 장점이 있다.

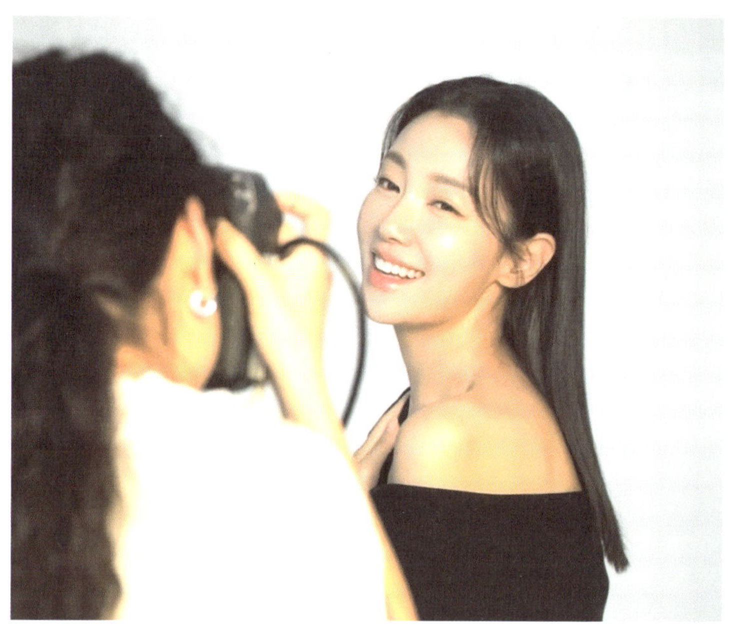

④ 상황별 SOS 루틴

트러블, 피지, 각질, 피부과 시술 등 우리는 살면서 환경에 따라 다양한 피부 고민을 만난다. 이때도 최소한의 단계로, 꼭 필요한 루틴을 실천하면 도움이 된다.

트러블 케어와 피지 케어는 같은 선상에 있지만 접근 방식에는 차이가 있다. 나의 경우 트러블 케어는 예방과 진정에 무게를 둔다면, 피지 케어는 피지를 녹이고 정돈하는 데 도움을 주는 성분에 초점을 둔다.

각질 관리에는 자극이 적은 PHA 성분을 주로 사용하며, 워터 타입 제품으로 가볍게 흡수시켜 각질을 부드럽게 정돈한다.

피부과 시술 후에는 트라넥삼산 성분을 활용하기도 하는데, 시술 후에도 자극이 적고 특히 토닝 시술과 함께 사용할 때 시너지 효과가 있어 피부과에서도 추천하는 방법 중 하나다.

트러블 케어가 필요할 때

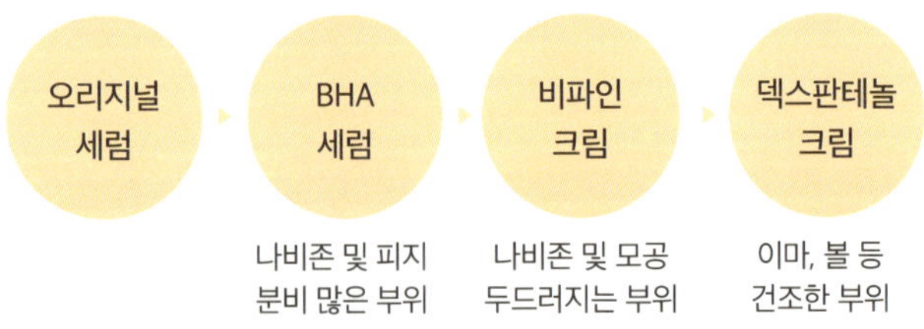

스팟젤을 바를 땐 트러블 부위의 유분(크림)을 가볍게 닦아낸 후 바르는 것이 흡수에 좋다. 화장솜이나 면봉에 트러블용 토너를 묻혀 닦아낸 후 바른다.

피지 분비가 심할 때(특히 여름에 자주 하는 관리)

지성 피부는 유분 함량이 낮은 수딩 크림이나 트러블 피부 진정용 크림으로 마무리한다.

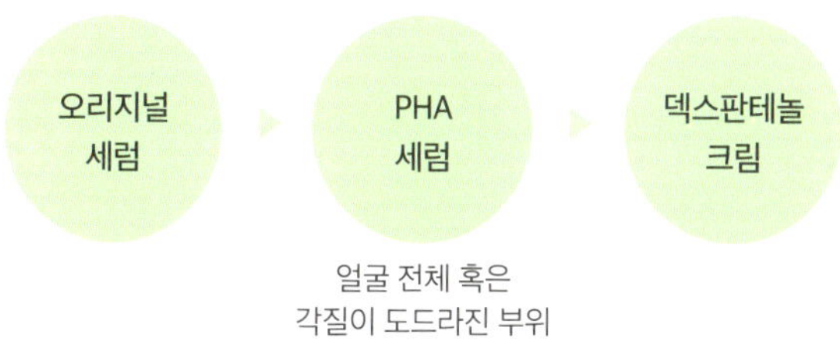

민감한 피부라면 PHA 성분은 매일 사용하기보다 주 2~3회 정도로 횟수를 조절하는 것이 좋다.

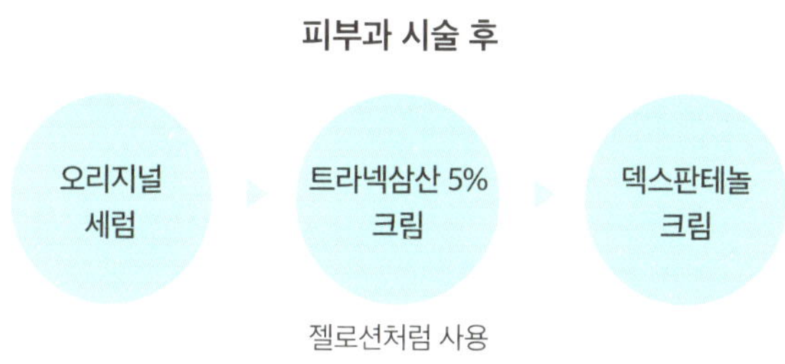

트라넥삼산은 비교적 자극이 적은 성분이지만, 박피 강도가 높거나 피부 장벽 손상이 큰 시술 직후에는 사용을 피하거나 회복 후 사용하는 것이 좋다.

빼먹지 말아야 할 위클리 스페셜 케어

주 1회 하는 위클리 케어는 데일리 케어로 채우기 어려운 부분을 보완해 주는 '홈 에스테틱'이다. 나는 보통 주말 저녁 샤워 후에 하는데(주말을 정리하는 의식처럼), 모공이 열리고 각질이 연화된 상태일 때가 가장 효과적이기 때문이다.

① 딥 클렌징 팩(워시 오프)

딥 클렌징 팩은 세안만으로는 제거되지 않는 모공 속 노폐물과 각질을 정리하는 역할을 한다. 내가 선호하는 성분은 '머드Mud'와 '클레이Clay'다. 머드는 천연 진흙이고 클레이는 진흙 속에서도 가장 미세한 입자를 가리킨다.

둘 다 노폐물 흡착 효과가 있지만, 특징은 다르다. 머드는 영양과 보습, 클레이는 흡착력 덕분에 모공 관리에 더 강하다. 요즘은 여기에 다양한 성분이 더해지면서, 피지 제거에 특화된 머드팩이나 보습력을 강화한 클레이팩 등 목적에 따라 세분화된 제품들이 출시되고 있다.

나 역시 여러 제품을 번갈아 가며 테스트하는데, 중요한 건 피지 분비가 많아지는 여름철에는 정기적인 딥 클렌징 팩이 꼭 필요하다는 것이다.

방법은 간단하다. 샤워 후 피부의 물기를 닦고 얼굴 전체에 팩을 바른 후 일정 시간 뒤에 씻어내면 된다. 보통은 15분 정도 두지만, 환경이나 피부 상태에 따라 더 빨리 마를 수 있으니 상태를 잘 체크해야 한다. 무엇보다 피부가 느끼는 시간이 가장 정확하니 지나치게 건조해질 때까지 방치하지 말아야 한다.

물 세안으로 팩을 깨끗이 제거한 뒤에는 가장 먼저 오리지널 세럼을 바른다. 팩이 건조되며 발생시킨 피부 자극을 진정시키고, 이어지는 마스크팩의 효과를 부스팅 시켜주기 위해서다.

② 마스크팩

딥 클렌징으로 모공과 피부 결이 정돈되면 유효 성분의 흡수력이 높아진다. 따라서 이때 마스크팩으로 수분을 보충해 주면 그 효과는 배가 된다.

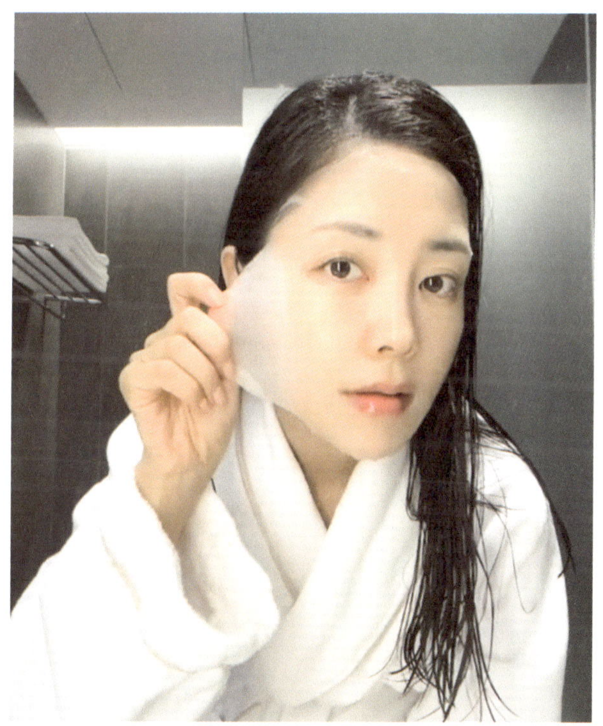

참고로 1일 1팩이 좋다는 주장은 옛말이다. 그렇다면, 적당한 주기는 어떻게 될까? 정답은 '없다'. 이 역시 내 피부가 수분이나 영양이 부족함을 느낄 때 사용하는 게 좋다. 별다른 건조함이 느껴지지 않는데도 영양 가득한 에센스를 억지로 흡수시킬 필요는 없다. 내 피부 상태에 귀 기울여 사용하면 된다. 예를 들어 여름철이라면 주 1회 정도로도 충분하지만, 에어컨 바람으로 건조함을 느낀다면 2~3일에 한 번 사용해도 무방하다. 즉, 피부가 필요로 하는 만큼 사용하는 게 적당한 주기라는 말이다. 단, 딥 클렌징 팩을 사용한 직후엔 피부 장벽 안정화를 위해 마스크팩은 반드시 해주는 것이 좋다!

※피부가 예민해 시중 마스크팩을 쉽게 쓰지 못한다면 182쪽에 소개한 '오리지널 세럼을 활용한 화장솜팩'을 추천한다.

한 달에 한 번, 먼슬리 집중 케어

한 달에 한 번 정도는 고마쥐Gommage 타입* '필링제'로 스페셜 케어를 해준다.

---

* Gommage는 프랑스어로 '지우다'라는 뜻이다. 피부 표면의 노폐물을 고무처럼 밀어내 제거하는 원리로 각질을 제거한다.

① 필링

필링제는 제형(사용법)과 개인의 피부 상태에 따라 필요 여부가 크게 달라진다. 그래서 고마쥐 타입은 모든 사람에게 적합하다기보다, 나처럼 '흡수시키는' 필링 제품이 맞지 않는 사람에게 도움이 되는 케어라 할 수 있다.

데일리로 사용하는 각질 관리용 토너나 세럼은 피부에 흡수되어 작용하는 방식이다. AHA, BHA, PHA 같은 화학적 각질 제거 성분이 피부에 흡수된 뒤 일정 시간 동안 작용하며 각질 탈락을 유도하는데, 나처럼 예민한 피부의 경우 이 과정에서 장벽이 자극받아 따가움을 느낄 수 있다. 그래서 데일리 케어에서는 나비존이나 모공이 두드러진 부위에만 제한적으로 사용하고 있어, 얼굴 전체를 관리하기에는 한계가 생긴다.

이 때문에 나는 한 달에 한 번, 물로 씻어내는 고마쥐 타입의 필링제를 사용한다. 피부 표면에 바른 뒤 문질러가며 각질을 물리적으로 제거하는 방식이라 성분이 피부 속까지 깊게 흡수되지는 않는다.

단, 물리적 마찰에 의한 자극이 큰 방식인 만큼 러빙Rubbing의 강도와 사용 횟수를 무엇보다 신중하게 조절해야 한다.

제품에 따라 주 1~2회 권장으로 표기되어 있지만, 민감 피부 비율이 높은 한국 여성 피부의 특성상 이렇게 잦은 사용은 피부에 자극이 될 수 있다. 나의 경우 3~4주에 한 번 피부가 칙칙하고 기초가 겉돌기 시작할 때 사용한다. 필링제 또한 정해진 주기보다는 자신의 피부 상태를 살피며 자극되지 않는 선에서 횟수를 조절하길 바란다.

참고로 러빙을 하다 보면 지우개 가루처럼 밀려 나오는 쾌감에 욕심을 내는 분이 많다. 하지만 제발 기억하자!

'부드럽게, 자극 없이.'

강한 러빙은 피부 장벽 손상은 물론이고 만성 홍조, 색소침착, 트러블 악화 같은 부작용까지 초래할 수 있다. 욕심을 내려놓고, 조금은 부족한 듯 해줘도 효과는 충분하다! 넘칠 바엔 부족한 편이 나은 것이 바로 필링제이니까.

② 수분 팩

딥 클렌징 팩 후와 마찬가지로 필링 후에도 '보습'은 필수다. 필링제는 딥 클렌징 팩보다 피부 장벽을 더 약하게 만들고, 씻어낸 뒤에는 수분도 훨씬 빠르게 증발한다. 이때 수분을 바로 채워주지 않으면 자극과 트러블이 뒤따를 수 있으니, 재빠른 수분 팩 사용은 반드시 필요하다.

필링제 사용 후 보습 루틴

오리지널
세럼

보습
마스크팩

덱스판테놀
크림

크림 도포 후에도 건조함이 느껴지는 악건성 피부라면, 고보습 밤Balm을 소량 손바닥에 올려 가볍게 비빈 후 건조한 부위에만 얇게 얹어도 좋다. 이때는 세라마이드, 판테놀, 알란토인처 럼 피부 장벽 강화와 진정에 도움을 주는 성분의 밤을 선택하는 것이 좋다.

◆NOTE

필링 후 보습 주의 사항

☑ 마스크팩을 할 때 미백, 안티에이징 제품은 피부에 자극을 줄 수 있으니 피하고, 보습, 수딩과 같은 제품을 선택하는 것이 좋다.

☑ 필링 후에는 피부 흡수율이 높아져 기초 제품 성분 또한 자칫 트러블로 이어질 수 있으 니, 진정·보습 성분 위주의 기초 제품을 추천한다.

필링은 저녁에?

필링 후엔 피부 장벽이 일시적으로 약해지므로 피부는 자외선 흡수가 더 잘되는 상태가 되고, UV 손상도 더 쉽게 받는다. 따라서 필링 관리는 저녁 시간대에 하는 게 좋다.

깨끗한 회복을 돕는 피부 재생 케어

피부 트러블을 짠 뒤 올바른 관리가 이루어지지 않아 색소침착이나 흉터로 남은 경험은 누구나 한 번쯤 있을 것이다. 이때는 장벽 복구와 함께 홍반과 색소를 빠르게 완화하고, 패인 표피가 편평하게 재생될 수 있도록 돕는 재생 케어가 필요하다. 이는 단순한 트러블뿐 아니라 점, 편평사마귀, 한관종, 피지증식증 등 피부과 시술(CO_2 레이저 등)로 병변을 제거한 뒤의 재생 케어에도 같은 맥락으로 적용된다.

① 재생 테이프는 필수!

피부 병변(일반 트러블 포함)을 제거한 경우 가장 먼저 듀오덤과 같은 '하이드로콜로이드' 소재의 재생 테이프[*]를 붙인다. 재생 테이프는 삼출액을 흡수하고 습윤 환경을 유지해 새살이 돋게 하는 역할을 한다. 삼출액이 나오는 피부 상태를 그냥 방치할 경우, 딱지가 앉은 자리는 색소침착이나 흉으로 이어질 수 있다. 따라서 피부 재생 과정에 있어 습윤 환경을 유지하는 것은 매우 중요하며, 재생 테이프 사용은 사실상 필수에 가깝다.

재생 테이프는 편평사마귀처럼 얕은 표피층만 제거한 부위는 약 1주일, 피지증식증처럼 진피 상부까지 파내듯 제거한 부위는

---

[*] 하이드로콜로이드 소재기 이닌, 메디폼과 같은 '폴리우레탄 폼' 소재는 얕은 병변에 사용하기에는 흡수력이 지나치게 강해 오히려 새 피부가 차오르는 상피화 과정을 늦출 수 있다. 이런 소재는 진물이 많은 큰 상처에 더 적합하다고 하니 참고하자.

2주가량 붙여야 도움이 된다. 단, 트러블 압출의 경우는 좀 다르다. 제거 깊이는 있더라도 레이저로 인한 열 손상이 없고 진물의 양도 적기 때문에, 재생 테이프는 하루 정도만 붙이면 충분하다. 진물이 거의 나오지 않는다면 생략해도 무방하다.

② 테이프를 제거한 후의 관리가 더 중요하다

홍반이나 색소침착 유무는 지금부터의 재생 관리에 달려있다. 나 또한 최근 피지증식증을 제거하였는데, 3-Step 재생 관리로 자국 없이 깨끗하게 회복할 수 있었다. 나의 재생 케어 순서는 아래와 같다.

3-Step 재생 관리

Step 1	Step 2	Step 3
오리지널 세럼	고함량 덱스판테놀 크림	센텔라스카 연고* (재생 연고)
얼굴 전체 도포	얼굴 전체 도포	병변 부위 도포

* 센텔라스카 연고는 병풀 추출물 1%가 함유된 의약외품으로, 여러 브랜드에서 유사한 성분을 바탕으로 출시되고 있다. 따라서 자신에게 맞는 사용감을 기준으로 제품을 선택하면 된다.

단, 재생 연고는 바를 때 주의해야 할 점이 있는데, 너무 장기간 사용할 경우 오히려 유분 과다나 모공 막힘, 트러블 등이 생길 수 있다는 것이다. 얕은 병변 제거 부위는 습윤밴드 제거 후 1주, 깊은 병변 제거 부위는 습윤밴드 제거 후 최대 2주까지만 사용하는 것을 추천한다. 또한 한 번에 너무 많은 양을 올리지 말고, 소량을 얇게 발라 흡수시키는 게 좋다.

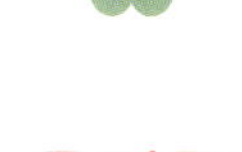

두피를
건강하게 지키는 법

생활 속 리프팅 습관, 두피 마사지

나는 매일 아침저녁으로 '두피 풀기'를 한다. 피로가 쌓이는 날은 낮에도 수시로 할 만큼, 이제는 자연스러운 생활 속 습관이 되었다.

'얼굴 피부의 탄력은 두피에서부터'라는 말이 있다. 이는 단순 비유가 아니라 해부학적 근거가 있는 말이다. 실제로 얼굴과 머리는 근육, 근막, 인대로 연결되어 있다. 특히 표정을 만드는 '표정근'은 두개골과 피부 사이에 얇게 펼쳐져 있어, 두피와 얼굴이 하나의 연속된 조직처럼 함께 움직인다. 그래서 두피가 뻣뻣하게 굳어 혈액순환이 막히면 얼굴에도 그대로 영향을 미쳐 피부가 처지고 탄력이 저하된다. 반대로 두피가 유연하고 순환이 잘 되면 얼굴까지 생기와 탄력이 살아난다. 두피 마사지만으로도 얼굴 부기 완화, 피부 톤업, 리프팅 효과까지 이어질 수 있는 이유가 이 때문이다.

마사지는 손으로 하기도 하지만, 최근 집에서 하는 두피 마사지용 도구로 가장 많이 언급되는 것은 괄사다. 재질도 나무, 의료용 스테인리스, 세라믹 등 다양해 취향에 맞춰 고르면 된다.

그럼 '괄사'와 '손'으로 하는 마사지 중에서 어떤 방법이 더 효과적일까? 괄사는 적은 힘으로도 깊은 자극을 줄 수 있어 효율적인 마사지가 가능하다는 장점이 있지만, 그만큼 두피에 과한 자극을 주기도 쉽다. 그래서 뭉친 근육이 시원하게 풀린다고 느껴지는 정도로만 압을 조절하는 게 좋다. 반면 손은 압을 섬세하게 조절할 수 있을 뿐 아니라, 피부의 열감, 예민한 부위 등을 직접 느끼면서 마사지할 수 있다는 장점이 있다. 나는 두 가지 방법의 장점을 적절히 활용해 손이 잘 닿지 않거나 힘이 충분히 들어가지 않는 부위에는 괄사를 쓰고, 나머지 부위는 손으로 푼다. 두피 마사지는 두피만이 아니라 목 뒤와 이마 라인까지 이어지기에, 피부가 얇은 이마 라인은 손으로 부드럽게 풀고, 목 뒤처럼 뭉침이 심한 부위는 괄사로 깊이 있게 자극하는 식으로 나눠 관리한다.

그런데 이쯤에서 한 번 생각해 봐야 한다. 마사지의 리프팅 효과는 과연 어디까지가 진짜일까?

SNS에는 매일 수많은 두피 마사지 영상이 올라오는데, 그중에서도 가장 많은 관심을 받는 것이 '측두근 마사지'다. 영상 속에선 뭉친 측두근을 풀어주자마자 리프팅된 듯한 변화가 나타난다. 오랜 기간 두피 마사지를 해온 내 경험상, 꾸준히 마사지를 하면 부기 관리는 물론 장기적인 탄력감 유지에 분명 도움이 된다. 하지만 이런 마사지는 어디까지나 보조 케어다. 리프팅 시술처럼 강력한 효과를 기대하며 무리하게 따라 하는 건 금물이다.

한 번은 DM으로 상담을 받았는데, 보내온 사진을 열어보고 깜짝 놀란 적이 있다. 인스타그램 판매처에서 유명한 괄사를 구입해 영상을 보며 그대로 따라 했다는데, 두피는 물론 얼굴 전체에 실핏줄이 터지고 멍들어 있었던 것. (사진만 봤을 땐 폭행 사건인 줄 알고 얼마나 놀랐는지 모른다.) 그 방법 자체가 잘못되었다기보다, 사람마다 피부 상태(두께와 예민도 등)가 다르기에 '압 조절'이 무엇보다 중요하다는 사실을 전하고 싶다. 특히 처음이라면 효과가 덜 느껴지더라도 아주 가볍게 시작하는 게 좋다. 괄사가 익숙해졌을 때, 그때 압을 올려도 늦지 않는다. (얼굴 부위는 특히)

측두근이든 다른 부위든 '마사지'란, 탄력이 무너지는 속도를 늦춰주는 생활 속 리프팅 습관 정도로 받아들이면 딱 맞다.

 딥 클렌징과 보습

두피 관리는 마사지만으로 해결되지 않는다. 얼굴 피부와 마찬가지로 정기적인 딥 클렌징과 각질 관리를 통해 노폐물을 비우고, 보습까지 충분히 챙겨야 비로소 겉과 속 모두 건강해진다.

나는 두피 관리를 위해 클렌징 개념인 스케일러와 바르는 두피 전용 보습제를 사용한다.

두피 스케일러

정기적으로 두피의 피지와 각질을 제거한다. 스케일러는 제형에 따라 크게 스크럽 타입과 리퀴드(액상) 타입으로 나뉜다. 아래 표를 참고해 내 두피 상태에 맞는 것을 선택해 보자.

타입	특징	장점	단점
스크럽	알갱이(스크럽제)가 들어 있어 물리적으로 각질과 피지를 제거	사용 시 즉각적으로 개운한 느낌. 트러블 부위나 피지가 많은 지성 두피에 적합	너무 잦은 사용 시 두피 보호막 손상 우려 물리적 자극이 강해 민감성 두피에는 자극적일 가능성 있음
리퀴드 (액상)	화학적 각질 제거 성분(AHA, BHA, 살리실산 등)으로 각질과 피지를 녹여 제거	자극이 적은 편으로 건성, 민감성, 지루성 두피에도 사용 가능	즉각적인 각질 제거 효과는 스크럽 타입에 비해 약할 수 있음

※각질이 많은 지성 두피에는 스크럽 타입 제품을, 건성·민감성·지루성 두피에는 리퀴드 타입 제품을 추천한다.

두피 보습제

세안 후 보습을 위해 기초 제품을 바르듯, 두피 보습제도 샴푸 후 두피에 사용하는 일종의 기초 제품으로 이해하면 쉽다. 두피를 촉촉하게 유지하고 건조로 인한 당김이나 불편감을 완화하는 데 도움을 줄 수 있으며, 두피 토닉, 앰플, 미스트 등 다양한 형태로 출시된다. 대표적인 성분으로는 수분 공급과 진정, 장벽 보호에 도움을 주는 판테놀, 히알루론산 등을 기반으로 제품 컨셉에 따라 알로에베라나 티트리오일 등이 함유되기도 한다. 제형 역시 세럼·앰플, 미스트, 폼 타입 등 다양하므로 자신의 두피 상태와 취향에 맞게 선택하면 된다.

요즘은 이러한 보습 제품뿐 아니라 탈모 증상 완화 기능성을 내세운 다양한 두피 관리 제품도 출시되고 있다. 맥주효모, 검은콩, 카페인, 콜라겐, EGF 등의 컨셉 성분을 강조한 제품들이 대표적이다.

다만 이러한 제품들은 '탈모'라는 키워드로 마케팅되더라도 '치료제'가 아닌 '화장품'이라는 점을 이해할 필요가 있다. 다시 말해, 탈모가 있는 사람만을 위한 제품이라기보다 두피 컨디션을 관리하기 위한 기능성 제품에 가깝다는 뜻이다.

특히 두피 스케일러 사용 후에는 일시적으로 건조함이나 당김이 느껴질 수 있으므로, 평소 두피가 건조한 편이라면 보습 관리에 더 신경 써야 한다.

나의 두피 관리 루틴

스케일러 사용 후 보습 및 쿨링 효과가 있는 두피 앰플을 바르는 루틴으로 관리한다. 민감한 두피라면 스케일러 사용 후에는 쿨링 성분이 없는 '수분·진정' 위주의 토닉 제품을 사용하는 것이 좋다.

☑ **두피 앰플 흡수 극대화 루틴**

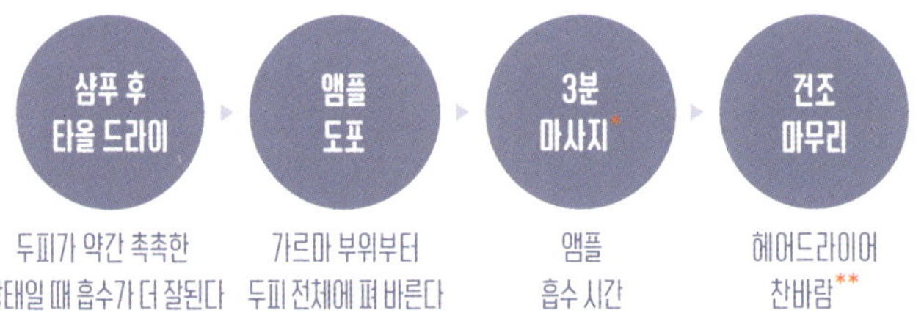

* 앰플을 바르자마자 드라이를 하면 제품이 모발로 이동하거나 증발해 효과가 줄어들 수 있으므로, 약 3분간 가볍게 마사지한다.

** 찬바람으로 두피를 말리는 것 자체만으로도 쿨링 효과가 있다. 또한, 뜨거운 바람은 성분을 휘발시키고 두피에 자극이 될 수 있어 피하는 게 좋다.

두피 기초 홈케어 2 **영양 채우기**

두피 역시 피부와 마찬가지로 바르는 것도 중요하지만, 근본적인 관리는 안에서부터 건강하게 채우는 것이다. 모발이 자라는 뿌리 환경인 두피 세포와 모낭(모발의 뿌리)은 혈관을 통해 전달되는 영양소에 직접적인 영향을 받기 때문이다. 영양이 부족하면 두피가 건조해지고 모낭이 약해져 탈모로 이어질 수 있으니 다음과 같은 영양 성분을 충분히 섭취하고 있는지 확인해 보자.

두피를 위한 필수 영양 성분과 추천 식품

성분명	주요 효능 및 역할	특징	추천 식품
비오틴 (비타민B7)	모발 및 손톱 성장 촉진	결핍 시 모발이 가늘어지고 잘 끊어짐	달걀노른자, 견과류(호두, 아몬드) 콩류(렌틸콩, 병아리콩)
판토텐산 (비타민B5)	모낭세포 대사 관여	두피 장벽 강화 및 에너지 대사 촉진	귀리(오트밀), 브로콜리, 버섯 ※열에 약한 성분이므로 가급적 가볍게 조리하는 것이 좋다.
아연 (Zinc)	탈모 억제 및 세포 재생	결핍 시 탈모 심화 우려	굴, 붉은 육류(소고기), 호박씨
철분 (Iron)	산소 운반 및 혈액순환	여성 확산성 탈모 및 빈혈성 탈모와 연관	시금치, 소고기, 깻잎 ※식후 커피나 차(탄닌 성분)를 마시면 철분 흡수를 방해하니 주의한다.
L-시스틴	모발 구성 아미노산	모발 단백질인 케라틴 형성에 직접 관여하는 핵심 성분	닭가슴살, 연어, 콩류 ※L-시스틴은 고단백 식품에 풍부하다.
비타민D	모낭 활동 유지	결핍 시 탈모 심화 우려	연어, 목이버섯, 달걀 ※음식만으로는 보충이 어려울 수 있어 필요 시 영양제로 추가 섭취하길 추천한다.
오메가-3	모발 성장과 두피 혈류에 관여	두피 염증 완화 효과	고등어, 들기름, 치아씨드 ※들기름은 가열하지 않고 생으로 먹는 것이 가장 효과적이다.

◆ **CHECK** 여기서 잠깐!

두피와 모발 건강에 필요한 영양소를 음식으로 모두 채울 수 있다면 가장 이상적이겠지만, 현실적으로 쉽지 않다고 한다. 그러므로 영양제를 함께 섭취하는 것이 좋다. 나 역시 두피에 꼭 필요한 성분이 담긴 영양제를 꾸준히 섭취하고 있다(나의 경우 직접 개발한 영양제, 유나앤).

고단백 식품과
충분한 수분 섭취도 중요하다

고단백 식품

두피 건강과 모발 성장을 위해서는 아미노산 구성이 우수하고 흡수율이 높으며 '염증을 유발하지 않는' 단백질 종류가 적합하다.

다만, 지방간, 장 누수, 염증성 장 질환이 있다면 단백질 흡수가 떨어져 두피 건강에도 악영향이 미칠 수 있으니 탈모가 걱정이라면 소화기관 상태도 함께 체크해 보는 것이 좋다.

추천 식품	주요 효능	특징
달걀(전란)	모발의 주성분인 케라틴 합성에 관여	흰자와 노른자를 함께 섭취할 때 영양 균형이 좋음
연어, 고등어 등 지방이 많은 생선	두피 염증 완화 및 혈류 개선을 통한 모낭 영양 공급에 관여	지방산이 풍부해 모발의 윤기와 두피 건조함 개선에 도움
콩류 (검은콩, 렌틸콩, 병아리콩 등)	식물성 단백질 중 리신, 아르기닌 함유로 모발 건강 유지에 도움	특히 검은콩은 안토시아닌이 함유되어 있어 두피 혈액순환에 도움
닭가슴살	모근 강화에 도움, 소화 흡수율이 높다는 장점	지방 함량이 낮은 편
두유, 두부	유당이 없고 피부 자극이 적어 지루성 두피, 민감성 두피에 특히 추천	육류 단백질보다 대사 과정에서 발생하는 노폐물이 적어 두피 염증이 걱정이라면 추천
견과류 (호두, 아몬드 등)	단백질은 물론이고 비오틴, 비타민E, 아연, 셀레늄 등 두피에 좋은 복합 영양소 동시 섭취 가능	단, 지방 함량이 높으므로 섭취량에 주의가 필요함. 하루 한 줌(약 30g) 권장

충분한 수분 섭취

두피 관리에 수분 섭취가 왜 중요한지 의문이 들 수 있다. 하지만 수분은 두피에 보습 효과를 줄 뿐만 아니라 혈류를 개선해 모낭 세포 성장과 발모 사이클을 지탱해 준다. 또한 체내 노폐물 배출을 돕고 단백질을 비롯한 영양소 대사에도 영향을 줘 부족해질 경우 영양소 전달이 원활하지 않을 수 있다. 이는 모발 성장 저하로 이어질 수 있으니 두피 건강을 위해서라도 하루 1L 이상 물을 마시는 것이 좋다(개인 체중 및 신장, 땀 배출(운동, 체질 등)에 맞게 섭취량 조절). 단, 한꺼번에 마시기보다 여러 번에 천천히 나눠 마시는 것이 체내 흡수와 수분 유지에 더 도움이 된다.

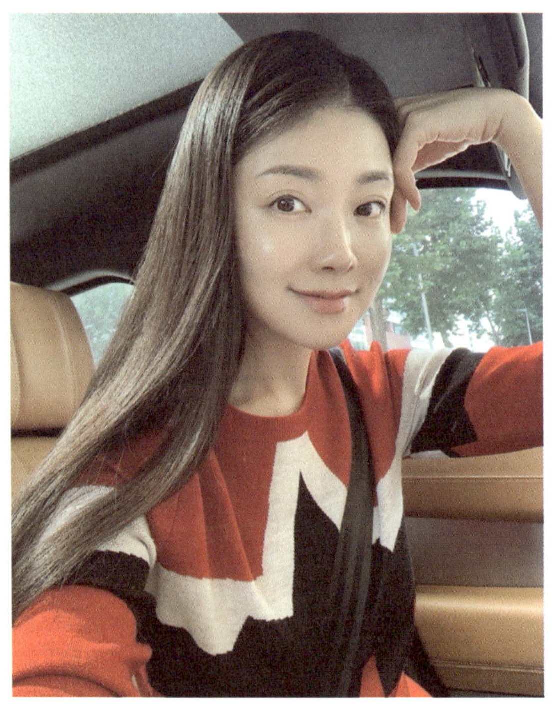

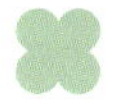

두피 관리와
탈모 관리는 조금 다르다

두피 관리가 누구에게나 추천하는 데일리 스킨케어와 같다면, 탈모 관리는 탈모인(탈모가 시작되었거나, 이미 상당 부분 진행된)이 '발모'를 위해 해야 하는 '필수' 관리 영역이다.

탈모, 치료 방법은?

콘텐츠 제작을 위해 국내에서 탈모 치료로 유명한 대학병원을 찾은 적이 있다. 유명한 교수님께 직접 탈모 고민 해결책을 얻을 수 있지 않을까 하는 기대감이 컸지만, 결국 제시된 솔루션은 미녹시딜Minoxidil이었다. 병원 측에서는 남녀 구분 없이 7% 이상의 고

함량 제품을 처방하고, 판토Pantogar가 같은 경구용 두피 영양제를 권하는 정도였다. (이런 처방에 진료비는 왜 이리 비싼지….)

사실 바르는 탈모 치료제 중 발모 효과가 과학적으로 입증된 성분은 현재까지 '미녹시딜'이 유일하다(그 외 성분들은 발모가 아닌 두피 영양 공급의 보조 역할 정도). 보통 남성은 미녹시딜 5% 외용제와 경구용 탈모약을, 여성은 미녹시딜 3%와 시중에서 판매되는 두피 영양제를 사용한다. 추가로 엘크라넬Ell-Cranell(탈모 진행 억제 외용제)이 처방되는 경우도 있다.

판토가, 판시딜Pancidyl, 트리코센스Tricosen, 모업Mo-Up 등의 탈모 영양제는 처방전 없이 약국에서 구입 가능하다. 모두 동일한 성분으로 탈모를 예방해 주는 영양소를 함유한 제품이니, 가까운 약국에서 가장 합리적인 가격에 구입할 수 있는 제품을 선택하는 게 현명한 방법이다. (지역별로 가격이 상이하니 가격 비교 필수.)

탈모 관리 및 예방의 길

탈모는 유전이나 노화처럼 개인의 힘으로 바꾸기 어려운 원인도 있지만, 스트레스와 수면 부족처럼 생활습관에서 비롯된 요인 역시 매우 큰 비중을 차지한다고 한다. 이것은 다시 말해, 스스로 조절하고 실천하는 것만으로도 탈모 개선의 길을 열 수 있다는 뜻이기도 하다.

앞서 살펴본 두피 건강을 위한 이너뷰티 방법에, 스트레스 관리와 숙면 습관을 더해보자. 분명 조금씩, 그러나 확실히 개선되는 변화를 확인할 수 있을 것이다!

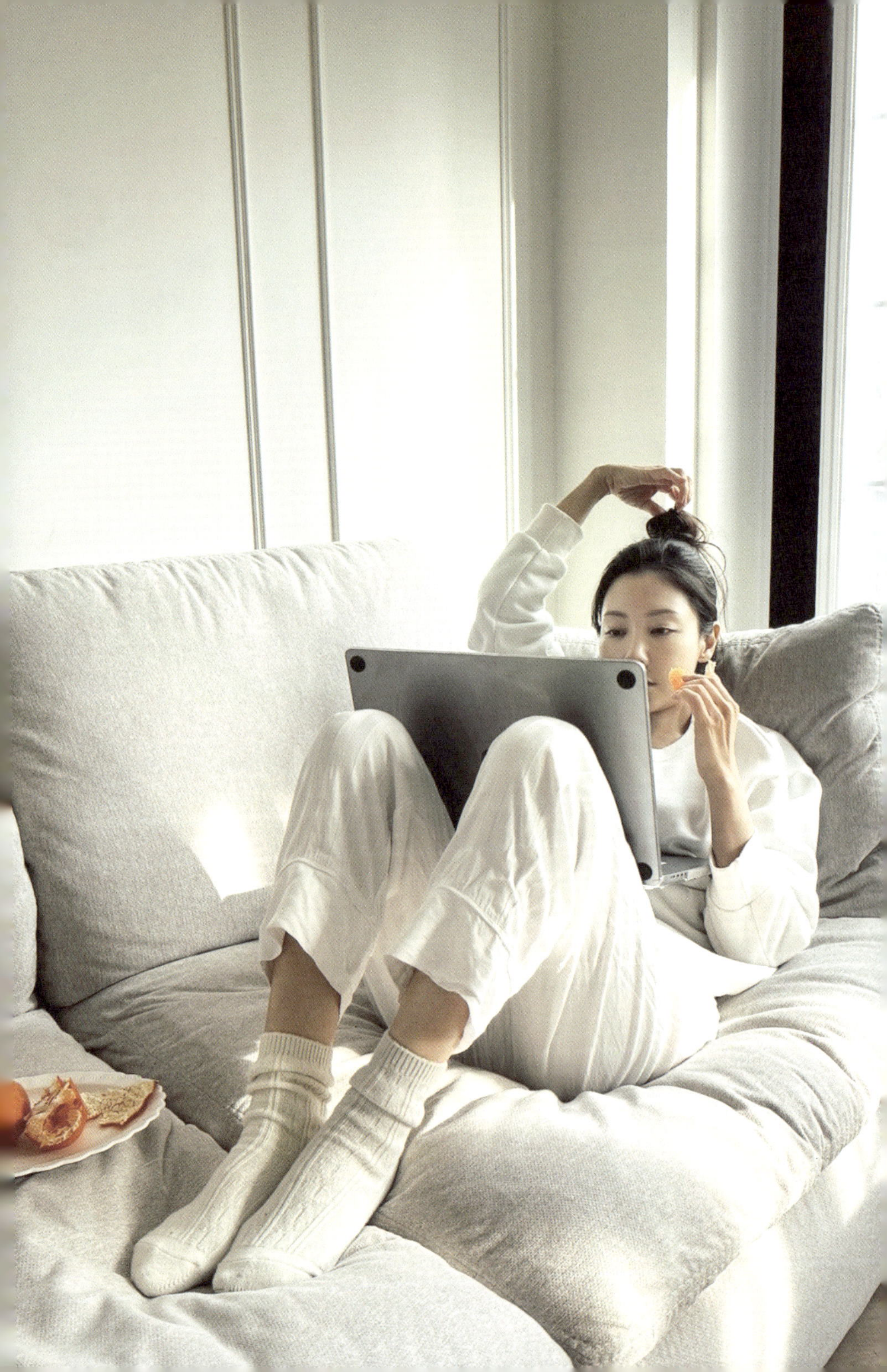

1   나에게 꼭 필요한, 가벼운 피부과 시술만으로도 충분히 만족할 수 있는 결과를 얻기 위해서는 '세포 환경'을 잘 관리해야 한다. 평소 식단, 수면, 운동, 스트레스 등 자기관리 원칙을 잘 지킨다.

2   피부 관리 원칙은 Simple is the Best! 내 피부가 '필요'로 하는 것을 피부가 '감당'할 수 있는 범위 내에서 데일리부터 먼슬리까지 계획해 실천한다.

3   **데일리 케어:** 기초 제품은 성분과 효능에 따라 진정, 보습, 잡티 케어, 안티에이징, 트러블·각질·피지 관리 등 필요한 목적에 맞춰 구성해 사용한다.

4   **위클리 케어:** 나만의 홈 에스테틱! 딥 클렌징과 마스크팩으로 모공과 피부 결을 정리한다.

5   **먼슬리 케어:** 피부가 칙칙하고 기초가 겉돈다 싶을 때, 필링제와 수분 팩으로 피부 턴오버를 원활하게 돕는다.

6   얼굴 탄력은 두피에서부터! 매일 아침저녁 생기와 탄력이 살아나는 두피 마사지는 필수다.

7   두피도 피부다. 얼굴과 마찬가지로 딥 클렌징과 보습까지 꼼꼼하게 관리한다.

8   바르는 것도 중요하지만 두피 건강을 위해 영양을 채우는 것도 중요하다. 비오틴, 판토텐산, 비타민D 등 두피를 위한 필수 영양소와 고단백 식품, 수분을 충분히 섭취한다.

"오리지널 세럼을 활용한 팩"

오리지널 세럼의 고함량 유효 성분은 팩으로도 활용할 수 있다. 시중에 나와 있는 제품보다 더 집중적인 효과를 원할 때 추천하는 방법이며, 특히 피부가 예민해 시중 마스크팩을 쉽게 쓰지 못하는 사람에게 효과적이다. 나 역시 해외에서 피부가 크게 뒤집어졌을 때 SOS 케어로 자주 사용하는 방법이다.

화장솜 팩

작은 볼에 수분 토너와 오리지널 세럼을 3:1 비율로 섞는다 → 5겹 화장솜을 한 장씩 떼어서 볼에 넣어 적신다 → 얼굴 전체에 화장솜을 한 장씩 붙인다 → 10분 후 모두 떼고 남은 내용물은 흡수시킨다 → 보습 크림으로 마무리한다

Tip

팩의 점도를 높이고 싶다면, 토너 대신 알로에겔과 같은 수분겔을 사용해도 좋다.

마스크팩과 함께

평소 사용하는 마스크팩을 얼굴에 붙인다 → 마스크팩이 1/3 정도 흡수되었을 때 스포이드를 이용해 오리지널 세럼을 마스크팩 위에 떨어뜨리듯 도포한다 → 다시 촉촉해진 마스크팩이 완전히 건조되기 전에 시트를 떼어준다 → 보습 크림으로 마무리한다

Point
피부가 심하게 건조해 마스크팩만으로 효과를 잘 느끼지 못할 때, 놀랍도록 촉촉해지는 효과를 볼 수 있다.

눈가 집중 팩

토너팩 화장솜을 눈가 부위에 맞게 적당한 폭으로 잘라 오리지널 세럼을 충분히 적신다 → 눈가에 붙인다 → 15~20분 후 팩을 제거하고 남은 세럼은 손가락 끝으로 잘 흡수시킨다 → 보습 크림을 눈가까지 발라준다(아이크림을 발라도 무방하나, 이미 영양 공급이 충분하므로 꼭 바를 필요는 없다)

Tip
평소 토너팩 화장솜을 적당한 크기로 넉넉히 잘라두면 수시로 사용하기 편리하다.

"초간단 두피 단백질 셰이크"

몇 년 전 유튜브에서 소개했던 '두모주스'를 기억하는가? 두피에 좋은 콩과 견과류를 넣어 만든, 말 그대로 '두피 관리 전용 주스'다. 당시 꾸준히 따라 마시고 효과를 봤다는 후기가 쏟아진 걸 보면 두피 건강에 이너뷰티의 힘은 절대 가볍지 않음을 증명한다. (참고로 예전 영상은 내가 우유를 마시던 시기에 제작되어 레시피에 우유가 포함되어 있다. 지금은 우유를 생략한 레시피로 만들어 먹고 있으니 참고하길 바란다.)

그리고 한 가지 더! 지금 소개하는 두피 단백질 셰이크도 좋지만, 평소 물을 충분히 마시고, 콩밥과 견과류(무염)를 챙겨 먹는 것만으로도 두피 건강을 위한 이너뷰티는 이미 시작된 것이나 마찬가지다. 탈모가 신경 쓰인다면, 어렵게 생각하지 말고 작은 것부터 실천해 보자.

재료

두유 제조기를 사용해 만들어 먹는 두피 건강 단백질 셰이크로 재료는 식물성 단백질 위주로 구성되어 있다.

- 서리태(검은콩) 1컵
- 호두 4~5알
- 아몬드 2~3알
- 검은깨 1큰술
- 시나몬가루 조금
- 물(농도 조절용)

만드는 법

두유 제조기에 모든 재료를 넣어 갈아 마신다.

> **Tip.**
> - 서리태는 깨끗이 씻어 하루 정도 불린다.
> - 시나몬은 혈당 안정과 항염 작용이 좋아 꼭 넣는 재료다(양은 기호에 맞게 조절).
> - 우유가 주는 크리미한 맛이 아쉽다면, 캐슈너트를 6~7알 정도 함께 넣어 보자.
> - 단맛이 필요하다면 꿀을 조금 넣어도 좋다.

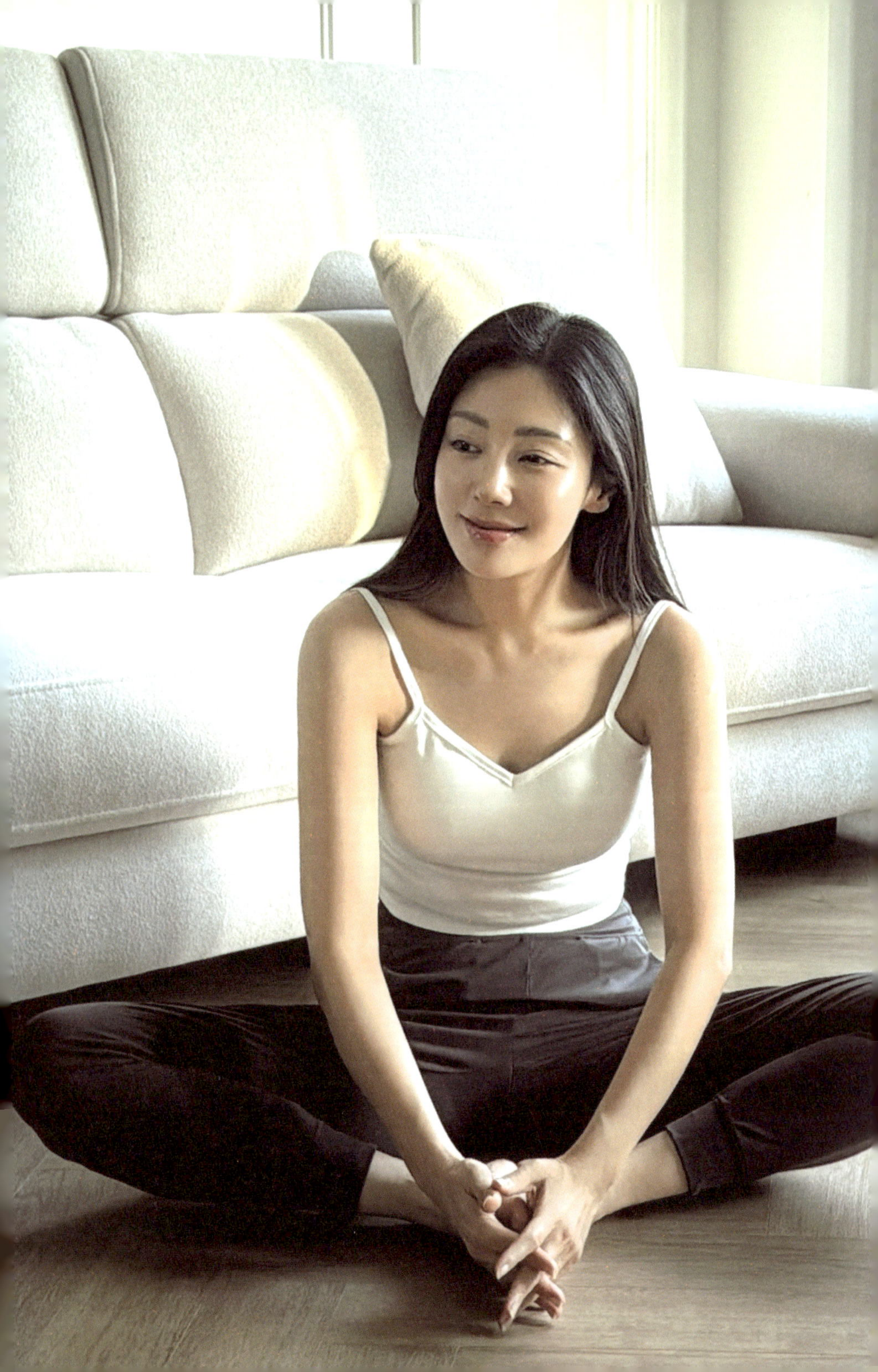

PART 5

나다운 일상을 되찾아준

6가지 이너뷰티 리추얼

UNA'S 6
INNER BEAUTY
RITUAL

나를 바꾸는 건

매일의 '선택'이다

UNA'S
6 INNER BEAUTY
RITUAL

나를 바꾸는 건
매일의 '선택'이다

많은 사람이 내게 드라마틱한 '비법'을 묻는다. 그러나 맑은 피부, 좋은 컨디션은 어떤 특별한 비법이 아니라, 일상 속 사소한 행동이 결정짓는다. 어찌 보면 누구나 아는 진리지만, 쉽사리 받아들일 수 없는 (받아들이고 싶지 않은) 이유는 당장 눈에 보이는 결과가 없어서일 것이다. 매일의 사소한 행동이 쌓여 발휘하는 힘이 그 어떤 비법보다 강력하다는 사실을 경험해 보지 못했기 때문이기도 하다.

나는 그 놀라운 변화를 매일 느낀다. 거울을 볼 때마다 스트레스였던 고질적인 콤플렉스가 어느 날 문득 흐릿해지거나, 힘든 다이어트 없이도 몸의 선이 정돈되어 있다. 이런 나의 모습은 결국 '나를 위한 건강한 선택'을 포기하지 않은 결과다.

그래서 이번 PART에서는 내가 일상 속에서 실천하고 있는, 누구나 지금 시작해도 무리가 없으면서 효과가 확실한, 이너뷰티 원칙 6가지를 소개하려 한다.

자기관리의 시작은 대단한 결심이 아니다. 오히려 비장한 각오를 하는 순간 작심삼일은 이미 예약된 것이나 다름없다. 내 삶의 틈새를 채울 수 있는 지속 가능한 실천 방법을 찾아야 한다. 타인의 기준에 나를 끼워 맞추는 피곤한 관리를 멈추고, 내 몸이 보내는 신호에 반응하는 습관을 쌓아 보자.

2년 전부터
우유를 끊었다

낙농업에 대한 음모론을 펼치려는 것도, 8체질 이론을 들이밀려는 것도 아니다. 설탕, 가공식품, 미세플라스틱처럼 우유 역시 건강을 위해 의식적으로 줄여야 할 충분한 이유가 있다는 점을 말하고 싶을 뿐이다.

나는 우유가 온 국민의 필수 건강식으로 교육되던 어린 시절을 거쳤다. 성인이 되어서도 '뼈 건강(골밀도)을 위해 우유를 마시라'는 의사의 말에 따라 매일 저녁 우유를 챙겨 마셨다. 그런데, 우유 섭취가 늘어날수록 원인을 알 수 없는 피부 트러블이 정기적**으로 날 괴롭혔다**[*]. (지금까지도 이 시기에 올라왔던 턱 주변의 트러블 자국이 남아 있을 정도다.)

그러다 2년 전, 우유 섭취를 줄이기 시작하면서부터 변화가 나타났다. 피부 트러블은 물론이고 생리통도 확실히 줄어드는 것을 느꼈다. 그 이후 유제품은 나에게 '피해야 할 음식'으로 자리 잡았다. 지금은 우유뿐 아니라 우유로 만든 치즈, 버터 같은 유제품과 소고기까지, '소에게서 온 모든 것' 멀리하고 있다.

물론 입맛이 하루아침에 바뀌지는 않는다. 나는 매일 한 잔씩 라테를 즐겨 마시는데, 처음 라테의 우유를 두유로 변경하여 마셨을 때 느꼈던 어색함이 아직도 기억난다.

'역시 우유가 아니라 슴슴하네… 적응할 수 있을까?'

처음엔 의문뿐이었지만, 두 달도 채 지나지 않아 입맛은 완전히 바뀌었다. 한 번은 바리스타의 실수로 두유 대신 우유가 들어간 라테를 받았는데, 무심코 마신 첫입 한 모금에 강한 비릿함이 올라와 바로 알아차릴 정도였다.

생각해 보면 우유 급식이 의무화였던 초등학교(난 국민학교) 시절, 매일 1일 1팩 흰 우유를 마실 당시에도 우유의 비릿한 맛 때문

---

* 　스티븐 R. 건드리 박사는 저서 《플랜트 패러독스》(쌤앤파커스, 2018)를 통해 우유에 포함된 A1 카제인이 장 건강에 영향을 미치고 염증 반응을 유발할 수 있다고 말한다. 이러한 이유로 일부 유제품 섭취를 제한할 것을 권장하기도 한다. 한편, 일부 연구에서는 우유 섭취가 인슐린 유사 성장인자(IGF-1)의 증가와 관련되어 피지 분비를 촉진하고 여드름을 악화시킬 가능성이 제기되고 있다.

에 코를 막고 억지로 한 팩을 비워내곤 했다. 하지만 우유를 마셔야만 건강하게 성장할 수 있고, 우유 특유의 고소한 맛을 느껴보란 일종의 가스라이팅(생각해 보면 맞지 뭐)으로 인해 성인이 되어선 흰 우유를 '고소하고 건강한 맛'으로 마시게 되었다.

음식의 맛을 좋게 혹은 나쁘게 수용하는 것도 결국 습관이 지배한다. 이렇게 오랜 시간 맛있다고 받아들였던 우유의 맛이 단 2개월 만에 비릿함으로 바뀌었으니 말이다.

해외에서는 이제 대부분의 카페에서 오트, 소이, 아몬드 등 우유를 대체하는 다양한 비건 밀크 옵션을 쉽게 찾아볼 수 있다. 음료뿐 아니라 빵류를 비롯한 각종 외식 메뉴에서도 우유를 뺀 선택지가 점점 늘어나는 추세다. 아쉽게도 한국에서는 아직 대형 프랜차이즈나 일부 개인 카페에서만 두유와 오트 밀크 정도를 제공해 선택의 폭이 넓지 않다. 그럼에도 최근 들어 비건 밀크를 활용한 메뉴가 점차 다양해지고 있다는 점은 반가운 변화다.

전 세계적으로 우유 섭취가 줄어들고 있다

여기엔 여러 가지 이유가 있겠지만, 우유가 더 이상 건강식이 아니라는 인식이 큰 부분을 차지한다. 전 세계 인구의 약 65~70%가 유당 불내증(우유 섭취 시 복부팽만, 설사 등의 증상)이 있고, 축산업

이 초래하는 환경 문제와 윤리적 관점에서도 그 부담이 심각하게 받아들여지고 있다(온실가스 배출, 토지와 물 사용, 동물 복지 등의 높은 환경부하). 여기에 각종 연구와 메타분석에서 호르몬 불균형, 암세포 성장 자극 가능성(특히 유방암, 전립선암 등)이 꾸준히 제기되니 사람들이 우유 대신 다른 대안을 찾는 건 어쩌면 당연한 흐름일지 모른다.

무엇보다 가장 크게 와닿았던 건 '진화생물학적' 관점이다. 애초에 성인 인간이 다른 동물의 젖을 마시는 행동 자체가 자연계의 관점에서 보면 꽤 이례적인 일이라는 것. 생각해 보면 소젖은 인간보다 성장 속도가 급격한 송아지의 성장을 위해 설계된 고영양식이지 인간의 생리적 특성과 맞춘 식품이 아니다.

특히 우리나라 성인은 약 70~80%가 유당 불내증을 갖고 있다고 하니, 과연 우리가 계속 우유를 고집해야 할 이유가 있을까?

주말의 낙이었던 치즈와 와인, 알고 보니 '염증 증폭제'?

치즈만큼은 쉽게 포기할 수 없었던 나는 '락토프리(락타아제 처리, 유당 제거) 우유나 발효유 제품(요구르트, 치즈) 정도는 괜찮지 않을까?' 하는 희망을 품었었다. 하지만 슬프게도 유당은 줄어들 수 있어도, 소젖 속 성장호르몬이나 카제인 단백질은 발효나 가열로 쉽게 사라지지 않는다고 한다. (발효 과정을 거쳐도 호르몬의 일종인 IGF-1은 상당 부분 잔존하며, 카제인 역시 구조가 크게 변하지 않는다.)

게다가 일반 치즈의 당독소 수치가 얼마나 높은지 알고 있는 가? 햄버거에 들어가는 노란색 슬라이스 치즈의 당독소 수치는 무 려 16,790kU/100g라고 한다. 치킨 너겟이 약 7,071kU/100g 수준 이라고 하니, 비교해 보면 납득이 어려울 정도로 높다. 굽거나 튀 긴 것도 아닌데 치즈의 당독소 수치는 왜 이렇게 높을까? 그 이유 는 살균을 비롯한 고온 처리 과정 때문이다. 우유 속 단백질(카제 인)과 당(유당)이 열과 만나면서 마이야르 반응이 일어나고, 여기 에 지방과 숙성 시간까지 더해져 결국 치즈는 '당독소 저장고'로 변하는 것이다.

배신감이 밀려왔다. 30대 시절 내 주말의 낙은 와인과 함께 다 양한 치즈를 즐기는 것이었는데…. '발효식인 치즈에 와인의 폴리 페놀까지 더해지면, 피부엔 얼마나 더 좋을까?'라는 생각은 나의 착각일 뿐 그저 정기적인 노화 촉진제였던 셈이다. 치즈의 높은 당독소는 말할 것도 없고 와인의 알코올이 당독소가 끼치는 염증 반응을 증폭시키는 결과까지 초래했으니 말이다.

그리고 다시는 떠올리고 싶지 않은 또 한 가지, 버터는 치즈보 다 더 치명적이다. 당독소가 무려 23,340kU/100g 수준으로, 그야 말로 '당독소 폭탄'이다. 우유를 넣은 라테와 버터가 듬뿍 들어간

앙버터빵을 베어 물던 순간을 떠올리면 이제는 아찔할 정도이다. 도대체 한 번에 당독소를 얼마나 삼켜온 건지…?

나에게 이제 유제품은 고위험 식품군이 되어버렸다. 누가 맞고 틀린지를 따지기 전에, 내 장바구니에서 유제품은 이미 사라졌다. 적어도 나에게 유제품은 더 이상 '필수 건강 식품'이 아니다.

가장 솔직한 답은 내 몸이 알려준다. 결국 중요한 건 각자의 체질, 소화 능력, 그리고 피부 반응을 살피며 현명하게 '선택'하는 것이라 말하고 싶다.

대체할 제품은 많다, 모든 건 마음먹기에 달렸다

① 우유 대신 비건 밀크

라테를 마실 때 우유의 크리미한 맛에 가장 가까운 건 오트 밀크다. 하지만 오트 밀크는 혈당 스파이크를 유발할 수 있다는 단점이 있어 나는 주로 두유 혹은 아몬드 밀크로 대체한다. (혈당 관리를 생각한다면 오트 밀크보단 두유 혹은 아몬드 밀크를 추천한다.)

② 버터 대신 비건 스프레드

빵을 먹을 때 버터 대신 견과류 스프레드로 대체해 보자. 견과류 스프레드는 아몬드 100%, 캐슈너트 100% 등 종류가 다양하며, 개인적으로 고소한 맛이 가장 강한 아몬드 100% 제품을 선호한다.

최근에는 아티초크로 만든 스프레드를 곁들이기 시작했는데, 그 부드러운 풍미가 자연스럽게 버터를 떠올리게 한다. 특히 바질 페스토와의 궁합이 좋아 빵에 함께 발라 먹으면 평범한 빵도 한층 특별하게 즐길 수 있다.

③ 일반 치즈 대신 비건 치즈

호주에는 비건 치즈 종류가 다양해 이것저것 먹어보는 재미가 있다. 요즘은 캐슈너트로 만든 비건 치즈를 즐겨 먹는데, 해당 제품은 양파가 들어 있는 크림치즈 타입이라 빵에 발라 달걀을 얹어 먹으면 웬만한 식당의 브런치 메뉴보다 맛있다.

요즘은 우리나라에도 온라인에서 판매하는 비건 치즈 종류가 빠르게 늘고 있다. 성분 좋은 제품 중 좋은 리뷰가 많은 것만 선택해도 실패가 없을 만큼 맛도 훌륭하니 꼭 한번 시도해 보자.

여전히 유제품을 '완전히' 끊었다고는 말할 수 없다

나도 물론 가끔은 모차렐라 치즈 피자가 간절해 치팅 데이 찬스를 핑계 삼아 집어 들기도 하고, 출장 중엔 스태프가 사 온 지역 명물 빵(당연히 우유와 버터가 들어간)을 다 함께 맛보기도 한다. 지인 과의 식사 자리에서 치즈 듬뿍 파스타와 디저트를 외면하는 것도 솔직히 쉽지 않다. 이처럼 유제품은 우리 일상 곳곳에 깊숙이 자 리 잡고 있기에 유제품을 완전히 끊는다는 건 쉽지 않은 일이다. 중요한 건 이런 음식을 무심코 먹지 않도록 신경 쓰고, 그 영향에 대해 '인식'하며 생활하는 자세라 할 수 있다.

되돌아보면 '유제품 = 건강 식품'이라 굳게 믿었던 시절, 내 유 제품 소비량은 그야말로 폭발적이었다. 아침은 우유로 만든 요거 트로 시작했고, 밥상에는 빵이나 치즈가 빠질 날이 없었다. 집에서 타 마시는 음료마다 우유는 기본 옵션이었고, 냉동실에는 1회 분 량으로 잘라둔 버터가 마치 군대식 비상식량처럼 대기 중이었다. (지금 생각하면 걸어 다니는 '낙농 홍보대사' 같다.) 하지만 '줄여야 한다'고 인식한 뒤로 섭취량은 90% 가까이 줄었다. 이제는 어쩌다 입에 넣 는 적은 양의 유제품에도 죄책감이 밀려오는 수준이 되었고, 결 과적으로 예전에 비해 피부 트러블과 생리통이 눈에 띄게 완화되 었다.

이 효과는 실제로 유제품 섭취를 중단한 많은 사람이 공감하 는 변화 중 하나다. 물론 개인차는 있다. 어떤 사람에게는 여성 질 환 개선으로 나타날 수 있고, 어떤 사람에게는 별다른 변화가 없을 수도 있다. 결국 전문가들의 주장보다 더 정확한 답을 주는 것은 자신의 몸이다. 그러니 적어도 유제품으로 인한 불편함이 있다면, 원인 모를 트러블이나 생리통이 있다면, 직접 시도해 보자. 내최고의 가이드라인은 언제나 내 몸이 보내는 피드백이다.

뷰티나 건강 관련 콘텐츠들을 보면 대부분 뭘 먹어야 하는지 말한다. 하지만 이걸 명심해야 한다. 건강에 좋다는 무언가를 '더 하는' 것보다 안 좋은 걸 '줄이는' 선택이 오히려 유리하다는 것을!

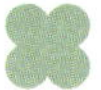

자가포식을 위해 일정 시간
'먹지 않는' 습관

최근 건강 관리나 다이어트를 위해 자가포식을 실천하는 사람이 부쩍 늘었다. 나 또한 1년 반 전부터 이 루틴을 이어오고 있다. 나에게 자가포식이란 위장에 최대치 휴가를 주는 행위다. 덕분에 이제는 다이어트 벼락치기의 필요성이 사라졌는데, 위장을 쉬게 놔두는 것만으로도 몸이 스스로 최적의 균형을 맞춰주기 때문이다.

광고 촬영 현장에서 옷을 갈아입을 때마다 스타일리스트 분들이 이런 질문을 한다.

'대체 어떤 다이어트를 하시는 거예요?'

40대 중반인데 10년 전이랑 몸매가 똑같다는 반응이다. 실제로 10년 전과 옷 사이즈는 동일하다. 그러나 자가포식을 알기 전과 후의 다이어트 만족도는 확연히 다르다.

오랫동안 내가 해오던 다이어트는 단순했다. 이렇다 할 원칙 없이 그냥 '먹는 양 줄이기'. 말 그대로 덜 먹어서 하루에 먹는 총 칼로리를 줄이는 뻔한 방식이었다. 하지만 이러한 방식은 효과가 일시적이었을 뿐 아니라 건강에도 별 이점이 없었다. 촬영이 끝나면 다시 먹는 양이 늘어나 몸매 역시 금세 원상 복구되었다. (솔직히 말해 평생 새 모이 같은 양으로 살 순 없지 않은가?) 게다가 극단적으로 식단을 제한하다 보니, 정작 촬영장에서 피부 탄력은 더 떨어졌다.

'언제까지 이런 일시적인 다이어트를 반복해야 하지…?'

나는 보다 지속 가능한 체중 관리법이 필요했다. 미세한 차이는 있더라도 내가 생각하는 적정 몸매를 변화 없이 유지할 수 있는 그런 방법 말이다. 이제 일회성 다이어트는 끝내고 싶었다. 그러던 중 알게 된 것이 바로 자가포식이다.

자가포식을 시작한 사람들의 공통적인 후기는 살이 덜 찌고,

체중 유지가 쉬워졌다는, 솔깃한 내용들이었다. 방법마저 간단했는데, 바로 '12~16시간 이상 공복 유지하기'다.

공복 상태가 길어지면 우리 몸엔 연료가 부족해져 손상된 세포나 노폐물을 연료로 쓰기 시작한다고 한다[*]. 이 과정에서 체중 감소는 물론이고, 세포가 리셋되면서 염증이 줄어 노화를 늦추는 효과까지 나타나게 되는 것이다. 이건 뭐, 설명만으로도 기특하지 않은가! 특히 공복 유지, 적절한 운동, 항산화 식품 섭취, 충분한 숙면이라는 네 가지 조건이 충족될 때[**] 자가포식 시스템은 최대치로 활성화된다고 한다.

'내 몸 안의 청소 시스템에 세포 재생 모드까지 켜준다니…. 안 할 이유가 없지 않나?' 하는 생각과 흥분 속에서 나는 바로 다음 날부터 실행에 옮겼다.

---

[*] 제임스 클레멘트는 저서 《자가포식(The Switch)》(라이팅하우스, 2021)에서 우리 몸은 두 가지 세포 작용을 하며, 이 두 가지를 스위치로 비유한다. 영양을 섭취할 때 활성화되어 세포를 키우고 에너지를 축적하는 성장 모드(mTOR)와, 공복 시 활성화되어 노폐물을 청소하고 에너지를 재활용하는 청소 모드(자가포식)가 그것이다. 현대인의 문제가 쉬지 않고 먹음으로써 항상 성장 모드에만 머물러 있는 것이라면, 일정 시간의 공복은 이 '재생 스위치'를 활성화하는 데 도움이 될 수 있다고 설명한다.

[**] 최근 연구들에서 공복(자가포식) 시 저강도 운동을 하면 인슐린 감수성을 개선하고 세포 재생을 돕는 데 훨씬 효과적임이 입증되기도 했다. 숙면 역시 자가포식뿐 아니라 '글림파틱 시스템 Glymphatic System'이라 불리는 뇌 속의 노폐물 청소 작용을 가동시킨다고 한다.

자가포식 활성화를 위해 나는 매일 14시간 이상의 공복을 유지한다. 평소 저녁 식사 후 다음 날 오전까지 최소 14시간 공복 상태를 이어가는 것이 기본이며, 치팅 데이 또는 과식한 다음 날은 16시간 공복을 필수로 지킨다.

이때 중요한 공복 시간의 기준은 저녁 식사 '시작' 시점이 아니라 '마친' 시점부터라는 점이다. 예를 들어 저녁 식사를 7시에 마쳤다면, 다음 날 아침 식사를 오전 9시에 시작할 경우 14시간 공복을 유지한 셈이 된다. 만약 과식 등으로 16시간 공복이 필요하다면, 첫 식사를 오전 11시로 미루면 된다.

물론 기본적으로 저녁을 과식하지 않고 '적당량' 섭취하는 것이 무엇보다 중요하다. 숨이 가빠질 만큼 과식한 상태에서 14~16시간 단식을 해봤자, 다음 날 아침까지 배고플 겨를도 없기 때문이다. 자가포식은 결국 배고픔으로 노폐물 청소를 유도하는 행위이므로, 단지 시간만 지켰다고 몸속 노폐물이 다 태워졌을 거라 기대하면 안 된다. 특히 소화력이 약한 사람의 경우 효과는 더 떨어진다.

핵심은 '진짜 공복 상태'가 얼마나 유지되었느냐다. 물론 사람마다 신체 상태가 다르므로, '몇 시간' 굶어야 한다는 기준을 획일화할 수는 없다고 생각한다. 그래서 나의 경우 죄책감이 밀려올 정도로 음식을 잔뜩 섭취한 날은 기본적으로 16시간을, 최대 20

시간까지도 공복을 유지한다. '지금 자가포식이 일어나고 있는가, 그렇지 않은가' 하는 반응은 내 몸이 직접 느끼고 알려준다.

당연히 처음부터 쉬웠던 건 아니다. 오랜 시간 하루 세 끼 정해진 시간에 식사하는 게 익숙해진 몸이기에 전날의 치팅 데이 여파로 아침을 건너뛰어야 할 때면 극심한 배고픔에 짜증이 났다. 실제로 두어 번은 식사 시간을 당겨보려는 각종 이유를 머릿속에 늘어놓고, 12시간도 채우지 못하고 과일을 먹기도 했다. 하지만 어느 정도 '공복 유지'가 습관으로 자리 잡자, 체중을 넘어 피부와 그날의 기분에도 큰 차이가 나타나기 시작했고, 그 후로는 공복을 유지하는 일이 한결 수월해졌다. 세안 후 거울을 볼 때마다 느껴지는 피부 변화를 보면, 오히려 배고픔이 안도감으로 바뀌기까지 할 정도였다.

노폐물 청소에서 '노폐물'에는 '노화된 피부 세포'와 '대사 과정에서 생성되는 부산물'이 포함된다. 이와 함께 만성 염증과 같은 신체 상태도 완화되므로 일정 시간 공복을 유지하기만 해도 칙칙했던 피부가 생기 있어지는 느낌은 결코 착각이 아니다. 반대로 과식한 다음 날 거울 속 내 모습이 못생겨 보이는 것 또한 단순한 기분 탓이 아니다. 노폐물이 묵직한 몸뿐만 아니라 얼굴까지 가득 쌓여 있을 테니까 말이다.

지금 이 글을 읽고 혹하는 마음이 든다면, 고민하지 말고 지금 당장 자가포식을 시작해 보자. 효과는 상상 이상이다.

자가포식에 운동이라는 부스터까지 더한다면, 그 효과는 훨씬 더 강력해진다. 공복 상태에서의 운동은 노폐물 태움에 더 효과가 있어서 자가포식을 더 강하게 자극하기 때문이다. 하지만 공복 운동이 모든 사람에게 적합한 것은 아니다. 어떤 체질이든 공복에 고강도 운동은 위험할 수 있으며, 특히 나처럼 저혈압 체질이라면 공복 상태에서는 '저강도 운동'이 안전하다. 공복 상태에서 장거리 러닝이나 고중량 웨이트 트레이닝처럼 강도 높은 운동을 하면 스트레스 호르몬 반응이 더 커지고, 현기증, 식은땀, 힘 빠짐 같은 저혈당 증상이 나타날 수 있다. 심한 경우 저혈당 쇼크로 이어질 수 있으므로 운동 강도는 반드시 조절해야 한다. 당뇨, 고혈압, 저혈압 등 기저 질환이 있다면 공복 운동은 특히 신중하게 접근해야 한다.

◆ NOTE

자가포식(공복) 중 추천 운동(30~45분 이내)

☑ **유산소 운동(가볍게 땀이 나는 정도)**

· 걷기 　　· 가벼운 조깅 　　· 요가 　　· 자전거 타기 등

☑ **저강도 근력 운동**

· 스쿼트 　　· 플랭크 　　· 밴드 운동 　　· 맨몸 근력 운동 등

※단, 운동 시간은 30~45분 이내(스트레칭 시간 제외)로 과하지 않게, 지속 가능한 수준으로 하며, 수분 섭취는 충분히! 땀을 많이 흘려 수분이 부족해지면 자가포식 환경이 방해받을 수 있다.

실제로 내가 아침마다 하는 공복 운동 프로세스가 궁금하다면 37쪽(PART 1)에 자세히 소개했으니 참고하자.

37쪽(PART 1)에

나의 자가포식 루틴 3 항산화 식품 섭취

자가포식 과정에서 세포는 강한 스트레스를 겪는데, 이때 발생하는 '활성산소(ROS)'가 산화 스트레스를 증가시킨다. 즉, 자가포식은 '손상 세포 제거'라는 득도 있지만, 활성산소로 인한 또 다른 세포 손상을 야기하는 셈이다. 그러니 활성산소를 방치하지 않도록 세포 회복을 도와줄 항산화 식품을 섭취하는 것은 필수다.

공복 '후' 섭취하면 좋은 항산화 식품 예

추천 식품	주요 성분 및 효능
블루베리, 아사이베리 등 베리류	안토시아닌(강력한 항산화)
사과 ※단, 속 쓰림이 있다면 주의	펙틴(장 건강), 유기산
브로콜리, 양배추, 케일 등 십자화과 채소	설포라판, 비타민U
올리브오일, 견과류(아몬드, 호두), 아보카도 등의 건강한 지방	오메가-3, 비타민E
당근과 같은 녹황색 채소	베타카로틴(면역력 강화)
무가당 코코아	폴리페놀

공복을 유지한 '후' 먹는 첫 음식은 흡수율이 평소보다 훨씬 높아지기에, 무엇을 먹는지도 매우 중요하다. 하지만 공복을 유지하는 '동안'에도 세포 손상은 일어나므로 공복 중에도 항산화 식품을 섭취해 주는 것이 좋다. 물론 물 외에는 아무것도 먹지 말아야 하는 것 아닌지 의문이 들 수 있다. 결론부터 말하자면, 칼로리가 없는 항산화 음료는 자가포식에는 방해를 주지 않으면서도 항산화 효과를 볼 수 있다.

공복 '중' 섭취 가능한 항산화 음료 예

항산화 음료	주요 성분 및 효능
레몬수(연하게)	비타민C, 플라보노이드
녹차·우롱차·백차(연하게)	카테킨, 폴리페놀
계피차(연하게)	폴리페놀(혈당 안정 도움)
애플사이다비니거(초모 식초+물, 연하게)	아세트산(인슐린 민감도 개선에 도움)
루이보스·페퍼민트	위 자극이 적고 소화를 보조함

※당류 첨가 없이 **연하게** 우려 마시는 것이 반드시 지켜야 할 기본 원칙이며 개인의 위 민감도에 따라 선택적으로 섭취한다.
※나는 위가 예민해 공복에는 주로 카페인이 없는 루이보스티를 마신다.

공복 후 나의 첫 끼, 아침은 늘 '항산화볼'이다. 유튜브 영상에서 단골로 등장하고, 앞서 언급하기도 했던 메뉴다. 무가당 두유로 만드는 두유 요거트(맛이 상상 이상으로 고소하고 부드럽다. 그 녹진한 맛

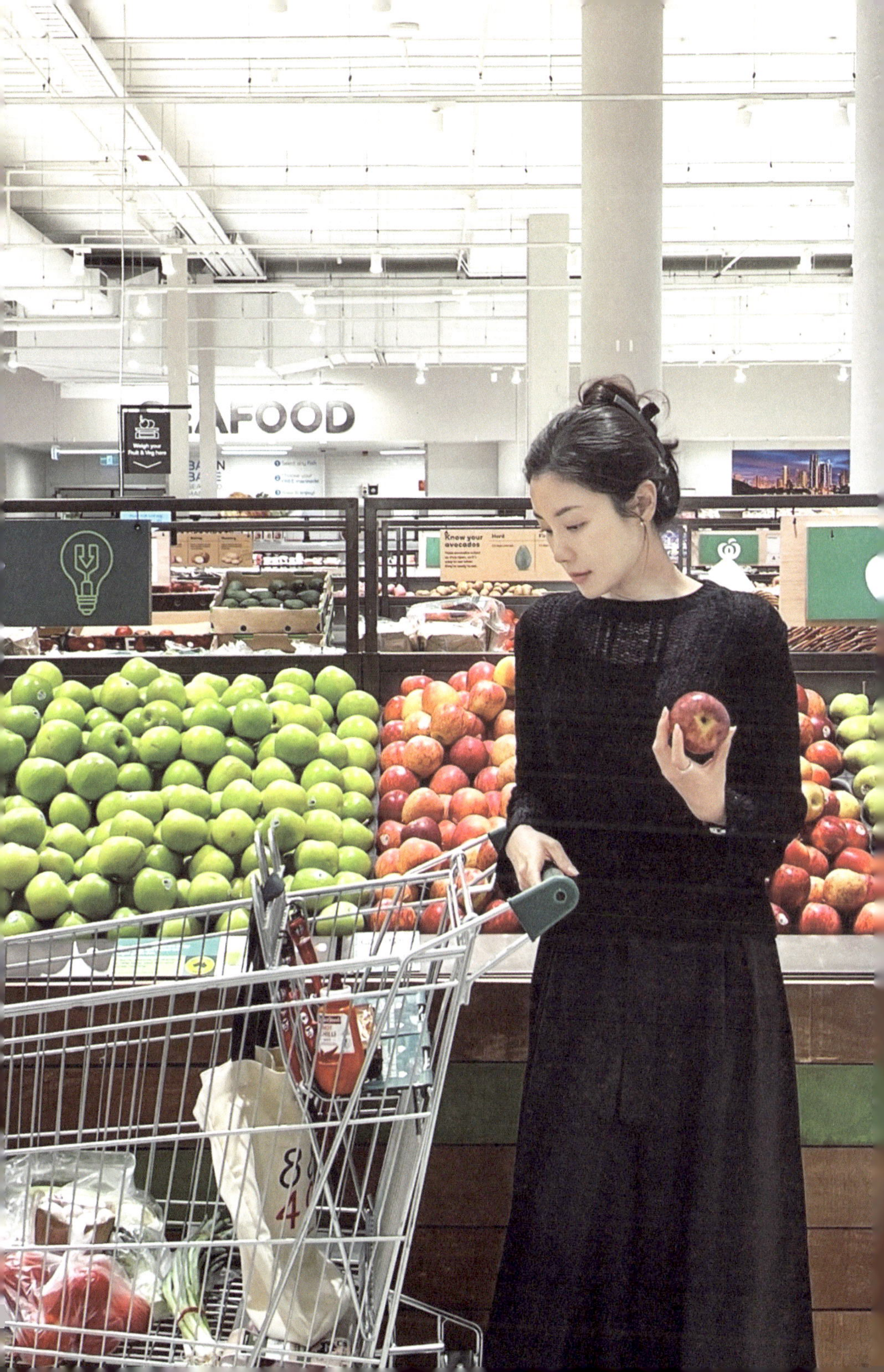

AFOOD
Weigh your
Fruit & Veg here
Know your
avocados

에 중독되면 다른 비건 요거트에는 손이 가질 않는다)에 각종 베리류와 카무카무camu camu, 캐롭carob, 비트 등이 함유된 항산화 분말(유나뷰스터 이너파우더) 한 포를 섞으면, 하루치 항산화 영양소가 충전될 만큼의 고영양 항산화볼이 만들어진다. 여기에 탄·단·지를 이상적으로 배합한 무설탕 그래놀라를 추가하면 단백질과 발효식은 물론 식이섬유, 복합탄수화물, 좋은 기름까지 포함한 완벽한 '탄·발·식·기' 한 끼가 된다. 나에게 항산화볼은 단순한 식사가 아니라 몸을 회복시키는 건강한 연료 공급처다.

공복 후 강력한 항산화 식품을 곁들이는 것은 세포 회복과 재생을 돕는 '완성 단계'임을 기억하자.

나의 자가포식 루틴 4 **숙면**

자가포식은 밤 10시~새벽 2시 사이, 깊은 수면 단계에서 가장 활발하게 일어난다. 바로 이때 세포 정비 시스템이 본격적으로 가동되는데, 수면 중 자가포식이 가장 활발하게 일어나는 만큼 수면의 질과 양이 부족하면 자가포식도 억제된다는 의미이다. 그러므로 이 시간에 숙면을 취하는 것이 매우 중요하다.

자가포식은 ①공복에 ②적절한 운동 ③항산화 식품 ④숙면이 맞물릴 때 최대의 효과를 발휘한다!

자가포식, 누구나 시도해도 될까?

자가포식은 단순히 체중만 감량되는 것이 아니다. 소화기관을 리셋하고 회복시켜 소화력을 눈에 띄게 개선해 준다. 내가 자가포식에서 얻은 가장 큰 이점도 바로 '소화력 강화'다. 면역력이 떨어졌을 때 그 어떤 방법으로도 해결되지 않던 소화불량이 자가포식을 시작한 후 드라마틱하게 개선되었다. 게다가 뭘 먹어도 빠르게 소화되니 살이 쉽게 붙지 않는 체질로 변하는 결과도 저절로 따라왔다. 체중뿐 아니라 평소 소화 문제로 고민하는 사람에게도 꼭 한 번 시도해 보길 권하고 싶다.

- **건강한 성인**(기저 질환이 없고 체중이 정상 범위 내에 있는 사람)

- **생활이 비교적 규칙적인 사람**(규칙적인 식사, 수면 패턴을 유지하고 있어 공복 시간을 체계적으로 조절할 수 있는 여건인 사람)

- **스트레스에 비교적 잘 적응하는 사람**(정신적으로 안정되어 있어 단식 중 폭식 충동이나 불안감이 적은 사람)

- **복부 비만이나 인슐린 저항성이 있는 사람**

  간헐적 단식은 혈당 조절과 지방 연소를 돕고, 자가포식에 따른 내장지방 감소를 촉진한다.

- **만성 피로, 부종, 소화불량 등을 자주 느끼는 사람**

  자가포식의 대사 리셋 효과로 세포 정비와 염증 완화 효과를 기대할 수 있다.

자가포식, 이런 분은 주의가 필요해요!

자가포식은 건강한 사람에겐 유익한 작용을 하지만, 특정 건강 상태라면 주의가 필요하다. 다음에 해당한다면 반드시 의사 또는 전문가와 상담 후 신중하게 접근해야 한다.

- **성장기 청소년**

  성장과 발달에 필수적인 에너지원이 부족해질 수 있다.

- **임산부 및 수유 중인 여성**

  태아와 영아의 영양 공급에 지장이 생길 수 있다.

- **당뇨병 환자**(특히 인슐린 처방 및 약물 복용 중인 경우)

  공복 시 혈당 조절 어려워지고, 저혈당 쇼크 위험성이 높아질 수 있다.

- **저혈압 환자**

  장시간 공복을 유지할 경우 혈압이 더 떨어져 현기증, 식은땀, 실신으로 이어질 위험이 있다.

- **섭식장애 병력자**(폭식증, 거식증 등)

  단식이 증상을 악화시키거나 정신적 강박을 유발할 수 있다.

- **만성 질환자 또는 면역력이 약한 사람**

  심장병, 간질환, 신장질환 환자 등은 에너지 결핍으로 회복 지연 및 각종 부작용이 생길 수 있다.

- **심각한 저체중 또는 영양실조 상태**

  기초 에너지원 부족으로 근육 손실·면역력 저하가 심화될 수 있다.

- **격렬한 고강도 운동을 하는 사람**

  장시간 공복은 운동 퍼포먼스와 회복력 저하는 물론 근육 분해 위험이 증가한다.

- **수면 장애 혹은 불면증이 있는 사람**

  단식이 호르몬 균형에 영향을 주어 불면 증상이 악화될 수 있다.

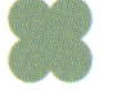

면역력이 떨어질 땐
진저레몬티

무리한 일정을 소화하다 보면 온몸에서 면역력이 바닥났다는 신호를 보낸다. 목은 까끌까끌, 몸은 으슬으슬, 힘은 쭉 빠지면서 '이러다 몸살 오는 거 아냐?' 하는 생각이 스친다. 이럴 때 냉장고에서 꺼내는 무기가 있다. 레몬 1/4개와 생강 분말.

생강과 레몬이 만나면 피로회복, 항염 효과가 높아져 감기는 물론 면역력 회복을 돕는 좋은 보조 음료가 된다. 나는 뜨거운 물에 생강 분말 1/3 티스푼과 레몬즙을 함께 넣고 마신다. 이때 따뜻하게 마시면 체온을 올려 면역 반응에 더 효과적이다.

진저레몬티를 마시면 다음 날은 몸이 한결 가뿐해진다. 그래서 나에게는 구급약 같은 차다. 단, 컨디션이 좋지 않을 때 진하게 마시는 건 금물! 생강과 레몬즙을 과하게 마시면 속 쓰림을 유발할 수 있으니 연하게 타 마시는 게 좋다.

목 상태가 좋지 않을 땐 꿀을 함께 넣으면 좋다. 단맛과 함께 꿀의 천연 항균 효과까지 더해져 시너지 효과를 낸다.

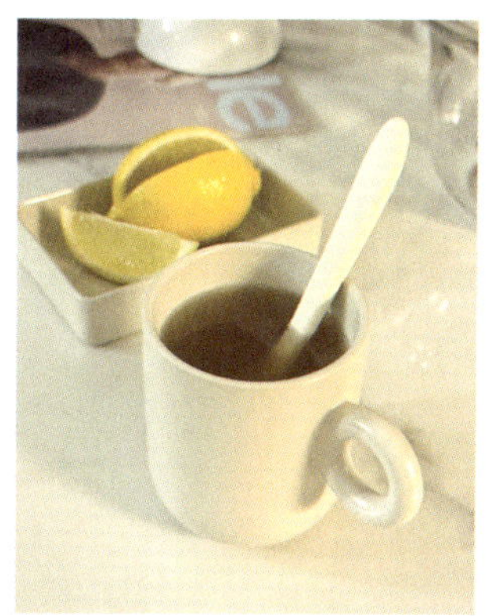

✦NOTE

꿀은 고온에서 효소와 항산화 성분이 쉽게 파괴된다. 따라서 끓는 물보다는 한 김 식은 40~45℃ 정도의 온도일 때 넣는 편이 좋다.

생강 분말과 레몬즙은 먼저 뜨거운 물에 넣어 풀고, 꿀은 물이 적당히 식었을 때 넣어 마시자.

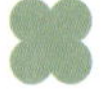

매일 챙기는
미니 도시락

점심은 대부분 외식으로 해결하다 보니, 아무래도 건강식을 유지하는 데 한계를 느꼈다. 게다가 가끔 저녁 약속까지 생기는 날에는 하루 종일 고염분에, 고칼로리 식단이 풀코스로 이어진다. 그래서 나는 외식으로 채우기 어려운 부분을 보완하기 위해 '건강 곁들임'을 직접 챙긴다. 바로 매일 들고 나가는 나만의 미니 도시락이다.

재료는 아주 단순하다. 올리브오일, 발사믹 식초, 방울토마토, 양파 이 네 가지만 있으면 된다. 도시락통에 방울토마토 7~8개와 양파 1/3개를 썰어 담고, 올리브오일, 발사믹 식초를 약간 뿌리면 완성이다. 그리고 밖에서 식사할 때마다 항상 곁들이는데, 어떤 메뉴와 함께 먹어도 효과가 확실하다.
토마토의 칼륨 성분은 염분 배출을
돕고, 올리브오일은 항산화 효과를,
발사믹 식초는 발효식의 장점을 그리
고 양파는 기름진 음식의 콜레스테롤
배출에 도움을 준다.

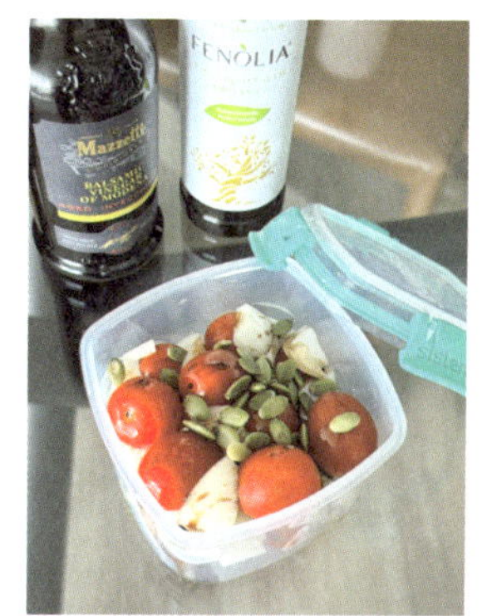

처음에는 다른 사람들과 함께 하는 식사 자리에서 도시락을 꺼
내는 게 조금은 어색했다. 혹여 유난스러워 보일까 봐 신경이 쓰
였다. 하지만 생각해 보면 내 몸 챙기는 게 결코 부끄러울 일은 아
니다. 무엇보다 도시락을 챙겨나간 날과 그렇지 않은 날의 차이가
확실하니까! 이제는 미니 도시락이 없으면 밥상이 허전하게 느껴
질 정도로 매일 챙기는 생활 습관이 되었다.

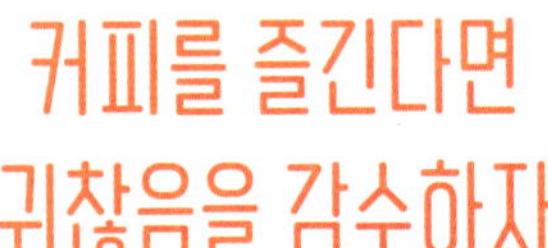

커피를 즐긴다면
귀찮음을 감수하자

커피를 좋아한다. 너무 좋아한 나머지, 제한을 두지 않으면 하루 세 잔은 거뜬히 마실 수도 있다. 그래서 갖가지 건강 논문을 끌어와 '커피를 마시기 위한' 정당성을 부여하기도 했다. 하지만 카페인으로 인한 영양소 손실이나 위장 장애 같은 단점을 피해 갈 수는 없었다. 결국 선택지를 단순하게 정리하기로 했다.

하루 중 가장 에너지가 필요한 오후, 딱 한 잔만 마시기로!

양이 줄어든 만큼 그 한 잔이 얼마나 소중한지, 매일 커피를 즐기는 사람이라면 공감할 것이다. 일상 속 커피 한 모금이 처음 넘어가는 그 순간의 행복감을…!

매일 한 잔의 커피를 마실 거라면, 기왕이면 조금 더 건강하게

마시고 싶었기에 나 스스로 그
에 맞는 네 가지 규칙을 정했
다. 사소하지만 나처럼 커피를
매일 마시는 사람에겐, 실천했
을 때와 실천하지 않았을 때,
분명한 차이를 만드는 습관들
이다.

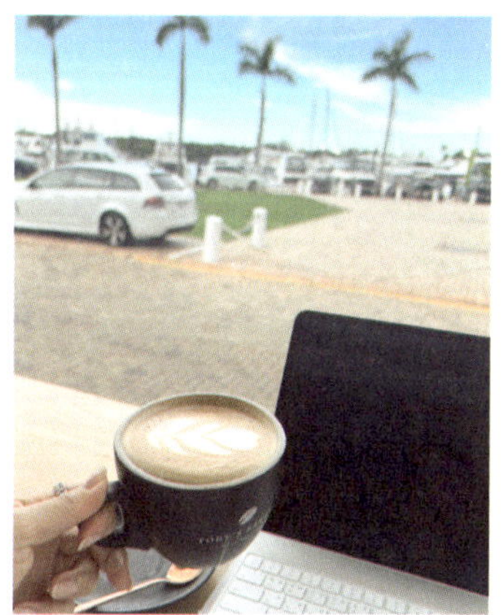

간혹 커피의 당독소 문제를 접한 분들은 '이제 정말 커피를 끊어야 하나' 고민할 수도 있을 것이다. 하지만 그 이유라면 굳이 멈출 필요는 없다. 원두가 고온에서 로스팅되니 당독소 함량이 높은 건 사실이지만, 동시에 커피에는 클로로겐산Chlorogenic Acid과 멜라노이딘Melanoidin 같은 강력한 항산화 성분도 들어 있다. 당독소와 항산화 물질이 함께 존재해 어느 정도 상쇄 효과를 내는 셈이다. 게다가 한 잔의 커피로 실제 섭취되는 당독소 양은 원두 자체에 들어 있는 양보다 훨씬 적다고 한다.

습관 하나, 영양제 섭취 간격 지키기

커피를 마실 때는 전후 2시간 (최소 1시간) 동안 영양제 섭취를 피하는 것이 좋다. 카페인의 이뇨 작용이 일부 영양소의 배출을 촉진하거나, 흡수를 방해할 수 있기 때문이다. 단, 영양소마다 커피와 간격을 두어야 하는 시간이 다르므로, 영양제 섭취 시 아래 가이드를 참고하자.

디카페인 커피는 어떨까? 일반 커피에 비해 영양소 배출 걱정을 거의 하지 않아도 되는 수준이지만, '철분'은 이야기가 다르다. 철분은 커피에 들어 있는 카페인뿐 아니라 폴리페놀과 탄닌의 영향을 받아 흡수가 방해되기 때문이다. 그러니 철분 영양제는 디카페인 커피를 마실 때에도 2시간 간격을 두는 것이 좋다.

커피(카페인) 마시기 '전후' 영양제 섭취 시간 가이드

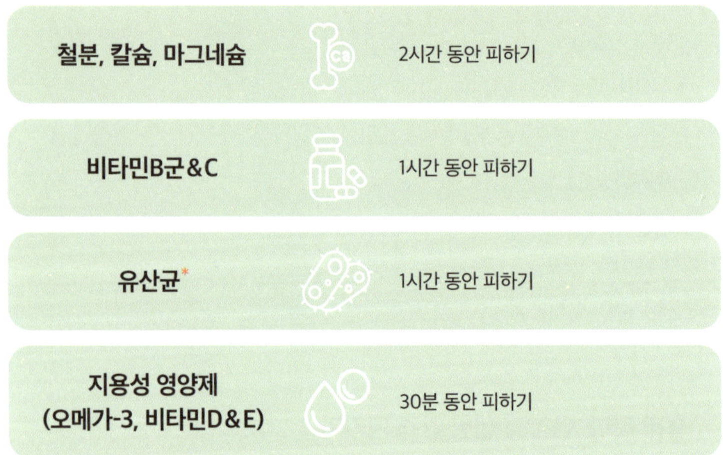

* 유산균의 경우, 문제는 '영양소 배출'보다는 균의 생존율과 장 도달률 쪽에 가깝다. 커피의 폴리페놀은 항산화 성분이지만, 유산균과 동시에 섭취하면 일부 균주 생존에는 불리할 수 있기 때문이다. 이는 장용 코팅Enteric-coated이나 포자형 유산균Bacillus 역시 완전히 예외는 아니다.

습관 둘, 잃어버린 수분 채우기

유튜브 초창기 시절부터 '커피 마신 후 물 마시기는 필수'라는 이야기를 자주 했다. 단순히 이뇨 작용으로 빠져나간 수분을 보충한다는 의미를 넘어, 물이 소변의 농도를 희석해 신장의 부담을 줄일 수 있고, 당독소 같은 체내 대사산물의 원활한 배출을 도와주기 때문이다.

최근 연구에 따르면 커피를 꾸준히 마시는 사람은 카페인에 대한 내성이 생겨 수분 손실 정도가 생각만큼 크지 않다고 한다. 하지만 카페인은 신장에서 칼슘, 마그네슘 등의 미네랄이 재흡수되는 과정을 방해하는 성질이 있으므로, 수분과는 별개로 영양소 손실은 여전히 우려스럽다. 그러니 물을 마셔 소변을 희석하는 습관은 전해질 농도를 조절하고 미네랄 배출 시 신장의 부담을 덜어주는 데 꼭 필요한 부분이라 할 수 있다.

커피를 마셨다면 물 한 잔을 챙겨 마시는 습관으로 대사 산물 배출은 돕고 미네랄 농축으로 인한 체내 부담을 줄여보자!

습관 셋, 10초 물 가글

커피를 다 마신 뒤 '곧장' 물 한 모금을 머금는 건 치아 착색을 막고 구강 환경이 산성이 되는 것을 완화하기 위한 좋은 습관이다. 착색의 핵심 원인은 폴리페놀의 일종인 탄닌이다. 탄닌은 커피 속 색소 성분(멜라노이딘 등)이 치아 표면에 더 잘 달라붙도록 만든다. 문제는 입안이 산성 환경일 때다. 커피는 pH 4~5 수준의 산성 음료라, 마신 직후 치아 표면이 거칠어져 색소가 더 쉽게 침착된다.

'그럼 바로 양치질을 하는 게 낫지 않을까?'라는 생각을 할 수 있다. 결론부터 말하자면, 그렇지 않다. 이 시점에는 오히려 치약 속 연마제가 법랑질에 손상을 줄 수 있다. 게다가 물 가글을 한다고 해도 입안이 곧장 중성으로 돌아오지는 않는다. 침의 완충 작용을 위해 시간이 필요하기 때문이다. 치아 표면이 다시 안정되려면 약 30분은 지나야 한다.

'커피 마신 후 곧장 10초 물 가글, 30분 뒤 양치질'

커피를 사랑하는 사람이라면 꼭 가져야 할 필수 습관이라고 강조하고 싶다.

다만, 간혹 물 가글만으로는 찝찝할 때가 있다. 그래서 물 가글 후에 구강청결제를 사용하기도 한다. 주성분이 물, 알코올, 불소, 살균제(클로르헥시딘 등), 향료 등인 일반 구강청결제에는 연마제가 없어 치아 표면을 물리적으로 마모시키지 않으며, 세균 억제, 구취 완화, 산성 중화 보조 정도의 역할을 한다.

정리하자면, 나의 경우 커피를 마신 후 '물 가글 → 구강청결제 →30분 후 양치질' 순으로 치아 착색을 예방한다.

일부 치과 전문의들은 커피를 마신 후 치약 없이 물만 묻혀서 하는 칫솔질을 권하기도 하니, 치약을 사용하지 않는 방법 중 본인에게 맞는 방법을 찾아 시도해 보자!

◆ NOTE

커피와 치아 착색에 관한 진실

치아 착색의 대표 주자로 커피를 꼽지만, 사실 우리가 먹는 수많은 음식과 비교하면 착색 지수가 높은 편이 아니다. 초콜릿, 적포도, 카레, 짬뽕, 김치찌개, 라면, 간장 등 커피보다 '훨씬' 강하게 착색을 일으키는 음식들이 많다. 예를 들어 레드와인은 마시는 중에도 치아가 물드는 게 보일 정도로 착색력이 강력하다. 또한 차가운 온도보다 뜨거운 온도에서 착색력이 더 커지기 때문에 특히 짬뽕처럼 높은 온도에 기름까지 더해진 음식의 착색력은 최고조에 이른다.

결국 대부분의 음식이 크든 적든 치아 착색에 영향을 준다고 보면 된다. 그러니 커피뿐 아니라 어떤 음식이든 식사 직후에 물로 입을 헹구는 습관을 가지는 것이 가장 좋은 치아 착색 예방법이다.

습관 넷, 텀블러

미세플라스틱 섭취에 대한 경각심이 커진 요즘, 카페에 개인 텀블러를 가지고 오는 사람이 부쩍 늘었다. 나 역시 플라스틱 소재는 물론, 종이컵에 찬물을 붓기만 해도 엄청난 양의 미세플라스틱이 발생하는 실험 결과를 본 뒤로는 절대 일회용 제품을 사용하지 않는다. '편리함'이라는 이유로 커피 한 잔에 미세플라스틱까지 함께 마시고 싶지는 않기 때문이다.

이런 모습에 여전히 '유난스럽다' 하는 사람도 있다. 하지만 일회용 컵을 통해 매일같이 체내로 유입되는 미세플라스틱의 양을 알게 되면, 누구나 쉽게 사용하긴 어려울 것이다.

일회용 컵에 하루 한 잔 커피를 마신다고 가정하면, 1년 동안 약 9,125,000개의 미세플라스틱 입자를 섭취하게 된다(2020년 인도 IIT Kharagpur 연구팀 연구 결과, 종이컵에 뜨거운 물을 15분 담았을 때 한 잔당 약 2만 5천 개 검출 기준). 9백만 개가 넘는 입자 수가 잘 안 와닿는다면 '빈 생수병 하나를 통째로 씹어 삼킨 꼴'이라고 상상하면 된다. 물론 실제 체내 흡수율은 개인차가 있겠지만, 내 몸속에 생수병 하나 분량의 미세플라스틱이 들어간다고 생각해 보라. 조금 귀찮더라도 텀블러 하나 들고 다니는 게 훨씬 낫지 않을까?

취향에 맞는 디자인과 컬러, 사이즈의 텀블러를 사용하다 보면, 건강을 위한 실천이 환경 보호로 이어진다는 생각에 은근 뿌듯한 기분마저 든다!

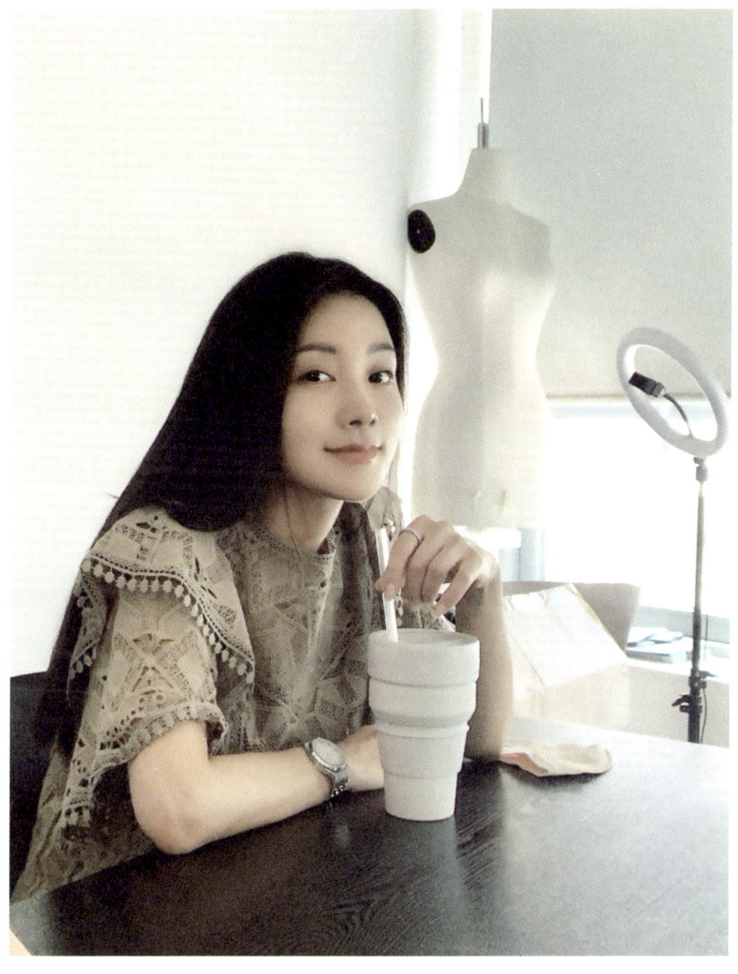

이것만은 포기 못 하겠다면
'음주 시 원칙'

나를 아는 많은 사람이 이미 아는 사실 하나. 나는 애주가였다는 것. 그냥 애주가가 아니라, 집안 내력까지 뿌리 깊은 알코올 혈통(?)의 계승자다. 양가 어르신들 모두 술에 관해선 '국가대표급'인 만큼, 튼튼한 간 건강도 함께 물려주셨다.

호주에서 처음 다닌 대학교(편입 전 첫 학교)에는 캠퍼스 술집, 터번Tavern이 있었다. 일명 '터번스 데이'라 불리는 매주 목요일은 학생들이 가장 많이 술집에 모이는 날이었다. 한 번은 호주 남학생이 한국 남학생에게 일방적으로 (시비에 가까운) 술값 내기 시합을 제안했다. 아홉 잔의 테킬라를 줄지어 놓고 양쪽 끝에서부터 마시기 시작해, 센터에 있는 잔을 먼저 비우는 사람이 승자.

덩치가 내 몸의 세 배는 돼 보이는 호주 친구와 세상 자신 없어하는 한국 친구의 표정을 본 순간 나도 모르게 "내가 대신할게"라는 말을 던져 버렸다. 자신 있어서가 아니라 (나도 테킬라를 시합처럼 마셔본 적은 없었다) 안 그래도 동양인을 무시하던 저 무리가 테킬라 몇 잔에 고꾸라지는 한국인을 보며 박장대소할 장면이 그려져, 그 꼴이 보고 싶지 않았다. 나에 대해 별다른 정보가 없던 동양인 학생들과 이미 박장대소하며 신난 호주 학생들까지 모두 바bar 앞으로 몰려들었다.

'죽기야 하겠어.'

게임이 시작되자 나는 빠른 속도로 테킬라를 목구멍에 들이부었다. 세 번째 잔에선 호주 친구의 '욱' 하는 소리가 들렸다. 네 잔을 간신히 넘기니 모든 소리가 뿌옇게 멀어졌다. 마지막 센터 잔에 꽂힌, 이쑤시개 같은 깃발을 손가락으로 튕기며 마지막 잔을 털어 넣는 순간! 깔끔한 승리와 함께 필름도 깔끔하게 끊겼다.

친구들 사이에서 지금도 회자되고 있는 이 스토리가 더 특별했던 이유는 다음 날 나의 상태 때문이었다. 좀비처럼 등장한 호주 친구(게임도 진 주제에)는 점심때까지도 정신을 차리지 못했다. 반면 난 상쾌하게 샤워를 마치고 녹차까지 마시며 등교했다. 그저 아쉬운 부분이 한 가지 있었다면, 한국처럼 든든한 해장거리가 없어 사과와 바나나 그리고 꿀물을 챙겨 먹고 나온 것뿐.

이 일화는 내게도 아찔한 경험인 건 사실이나, 예전의 나에게 술은 얼마를 마시든 일상에 큰 흔들림을 주지 않는 존재였다. 하지만 나이가 들수록 해독 능력이 눈에 띄게 떨어지는 현실과 마주했다. 인정하고 싶지 않았지만, 과음한 다음 날은 아무것도 못 한 채 하루를 통째로 날리기도 했다. 40대 중반이 된 지금, 나는 자연스레 주량을 줄였다. 체력이 떨어져서라기보다, 당연히 건강을 위한 '자기관리'가 더 큰 이유였다. 게다가 요즘은 과음이 뇌 건강에 치명적이라는 기사가 끊임없이 쏟아지니 술과 점점 멀어질 수밖에.

그렇다고 한국 사회에서 술자리를 완전히 끊는 건 현실적으로 어렵다. 그래서 내가 선택한 건, 드물게라도 술을 마실 땐 그만큼 철저히 나만의 '숙취 최소화 원칙'을 지키는 것이다. 작은 습관이지만, 지키느냐 마느냐에 따라 몸이 느끼는 차이는 정말 드라마틱하게 다르다. (다음 날 내 몸 상태가 천국과 지옥으로 갈린다.)

술을 좋아하면서도 데미지는 최소화하고 싶은 사람이라면, 지금부터 소개할 원칙들을 꼭 기억해 두자.

음주 '중' 케어

술은 마신 '후' 케어도 중요하지만, 술을 마실 때 어떻게 하느냐도 매우 중요하다.

원칙 하나, 미지근한 물 수시로 마시기

숙취의 정도는 음주 중 수분 섭취량에 달렸다 해도 과언이 아니다. 알코올은 이뇨 작용이 강하다. 다음 날 머리가 깨질 듯이 아픈 건, 몸속 수분이 줄어들며 혈액이 끈적해져서다. 이때 뇌혈관이 수축과 확장을 반복하게 되어 두통을 유발한다. 술을 마실 때는 체온과 비슷한 온도의 물을 수시로 마셔 수분을 보충하는 게 정말 중요하다!

원칙 둘, 안주 선택에 건강한 기준 세우기

• 단백질

술안주로 탄수화물이 아닌 단백질이 좋다는 건 다들 아는 이야기다. 하지만 자극적인 양념이나 숯불, 그릴 등을 이용한 과한 조리 방식은 단백질이라 해도 간의 부담을 줄이는 데 큰 도움이 되지 않는다. 게다가 짠 음식(다량의 나트륨)은 알코올과 만나 탈수도 심화시킨다. 따라서 삶거나 찌는 방식으로 조리한 안주를 고르는

것이 좋다. 개인적으로는 문어 숙회, 소라찜, 손두부 등의 안주를
즐긴다.

• 미네랄

알코올은 강한 이뇨 작용으로 체내 미네랄(마그네슘, 칼슘, 칼륨
등)을 배출시킨다. 음주 후 겪는 두통, 피로, 탈수 등은 수분 부족뿐
아니라 미네랄 손실과도 관련이 깊다. 그래서 안주로는 미네랄이
풍부한 해산물, 해조류, 과일 등을 선택하는 게 가장 좋다. 하지만
여건상 어렵다면 휴대하기 좋은 견과류, 김, 바나나, 방울토마토,
다크초콜릿 등을 챙겨 안주와 함께 섭취하는 것도 방법이다.

원칙 셋, NO 탄산

탄산음료는 물론이고 탄산수도 비추다. 탄산의 기포가 위 점
막을 자극해 속 쓰림이나 더부룩함을 유발한다. 그뿐만 아니라
혈중 알코올 농도 상승 속도가 빨라져 '더 빨리 취한다'라는 보고
도 있다.

커피도 피하길 바란다. 술을 깨기 위해 커피를 마시는 사람이
많은데, 카페인의 이뇨 작용이 강해 탈수를 더 악화시킨다. 음주
중엔 득보다 실이 많은 음료다. 결론적으로, 음주 시 수분 섭취는
미지근한 물이 베스트다!

음주 '후' 케어

원칙 넷, 빼앗긴 수분과 함께 전해질 채우기

술을 마신 날에는 물과 전해질을 함께 보충해 두는 것이 숙취 예방에 효과적이다. 특히 코코넛워터는 칼륨, 마그네슘, 나트륨이 골고루 들어 있어 천연 이온음료라고 불릴 만큼 수분과 미네랄을 동시에 보충해 준다. 설탕이 함유된 시판 이온음료보다 숙취 해소에 훨씬 효과적이다.

그렇다면 흔히 떠올리는 '꿀물'은 어떨까? 탈수 완화에는 어느 정도 도움이 되지만, 전해질 보충 측면에서는 한계가 있다. 대신 수분과 당분을 동시에 공급해 알코올 분해를 돕고 에너지를 빠르게 충전해 주므로, 다음 날 바로 일상으로 복귀해야 하는 직장인에겐 제격이다.

원칙 다섯, 본격 미네랄 보충

앞서 언급했던 것처럼 알코올 섭취는 미네랄 손실을 가져온다. 그러므로 술 마신 다음 날에는 바나나, 토마토, 코코넛워터처럼 칼륨과 마그네슘을 보충할 수 있는 식품을 섭취하면 좋다. 또한 북엇국, 콩나물국, 미역국처럼 전해질 보충에 도움이 되는 국물을 따뜻하게 먹는 것도 좋다. 위장 상태에 따라 다르지만, 나는 보통 술 마신 다음 날 다음과 같은 순서로 미네랄을 보충한다.

아침 미지근한 물 → 바나나 → 콩나물 북엇국 → 코코넛워터(오전에 조금씩 나눠서 마심)

점심 채소죽 → 커피 대신 녹차(두통 완화) → 미지근한 꿀물(오후에 조금씩 나눠서 마심)

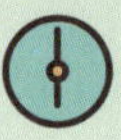
저녁 달걀찜과 미역국 → 토마토주스(나트륨 배출 및 잔여 알코올 분해)

원칙 여섯, 수면 시간 확보

음주한 다음 날이 주말이라면 잘 수 있는 만큼 최대한 오래 자는 것이 좋다. 반대로 출근하는 날이라면 퇴근 후 집에 와서라도 최대한 빨리 잠자리에 들기를 권한다. 알코올은 주로 간에서 분해되며, 수면 시간은 손상된 간세포 회복에 중요한 역할을 하기 때문이다.

가끔, 술 마신 다음 날 오후가 되면 컨디션이 조금 나아졌다고 느껴 습관처럼 격한 운동을 하거나 또다시 친구와 약속을 잡는 사람이 있다. 하지만 수면 시간이 부족하면 면역력 약화까지 이어질 수 있으니 주의해야 한다. 술을 마셨다면, 다음 날은 평소보다 더 오래, 깊게 자는 것이 필수다!

　술은 덜 마실수록 좋다. 안 마시면 제일 좋겠지만, 애주가에게
는 그 말이 삶의 낙을 빼앗는 말로 들릴 뿐이다. 체력은 따라주지
않아도 술에 대한 애정만큼은 여전하다면, 해마다 더 철저한 '음주
케어'는 선택이 아니다. 생존이다!

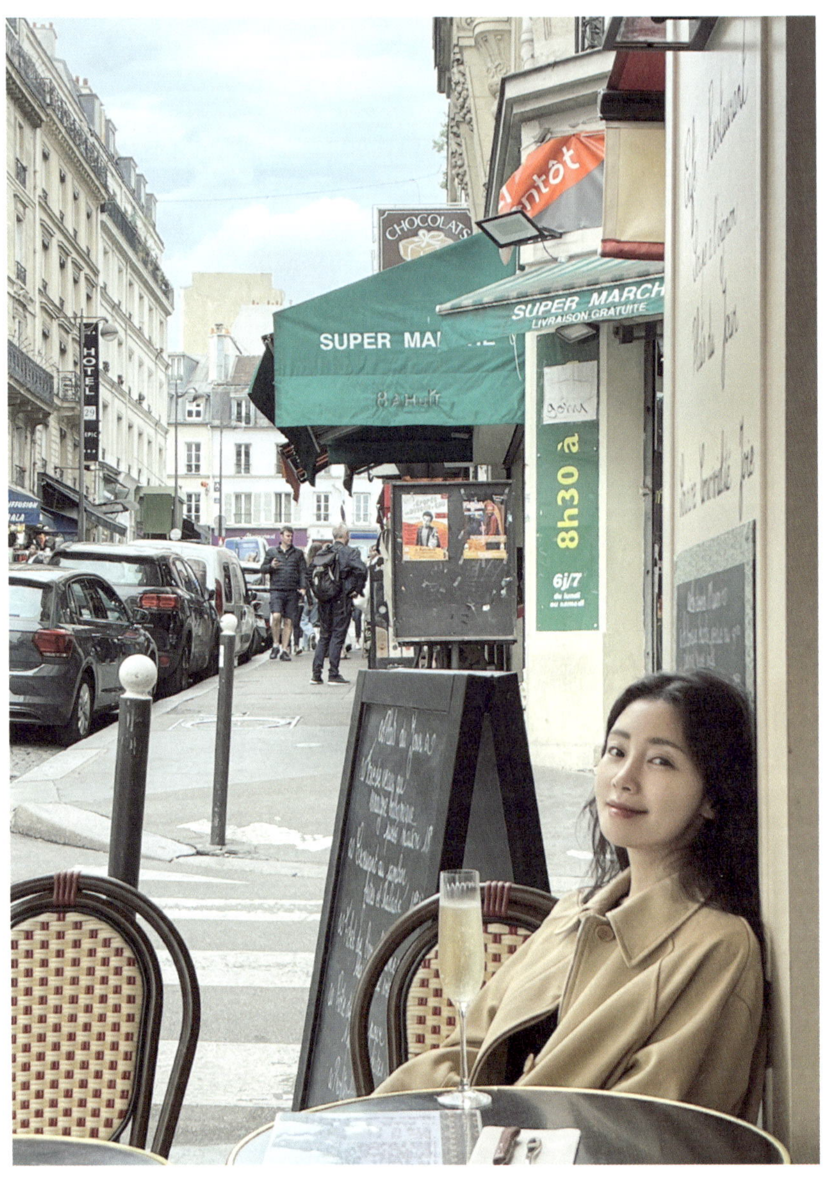

UNA'S 6 INNER BEAUTY RITUAL

1 때론 삶에 무언가를 '더하는' 것보다 안 좋은 걸 '줄이는' 선택이 오히려 유리하다. 원인 모를 트러블과 여성 질환이 완화됨을 체감한 후 나는 유제품을 먹지 않는다. 생각보다 우유를 대체할 제품은 많다. 모든 건 마음먹기에 달렸다.

2 자가포식을 위해 전날 저녁 식사 후 13~14시간 동안 공복을 지킨다. 내 몸이 스스로 정화되고 재생할 시간을 충분히 확보할 수 있어 체중을 넘어 피부와 소화력에서도 큰 차이를 보여준다. 자가포식의 효과는 상상 이상이다.

3 면역력이 떨어질 때면 진저레몬티를 만든다. 체온을 높여 나를 보호하는 나만의 구급약이자 강력한 리추얼이다.

4 외식하는 날엔 방울토마토, 양파, 올리브오일, 발사믹 식초로 만든 미니 도시락을 꼭 챙긴다. 도시락을 가지고 나간 날과 그렇지 않은 날의 차이가 확실히 느껴진다.

5 커피는 오후에 한 잔만 마신다. 그리고 커피를 마실 땐 네 가지 습관을 꼭 지킨다. **하나,** 영양제 섭취 간격 지키기. **둘,** 수분 보충하기. **셋,** 10초 물 가글 및 30분 후 양치하기. **넷,** 텀블러 휴대하기.

6 술을 마신다면, 다음 날 컨디션에 도움을 주는 음주 중, 음주 후 케어 원칙을 꼭 지킨다.
음주 중 : 미지근한 물 수시로 마시기, 안주에 건강한 기준 세우기(미네랄 보충), NO 탄산·NO 커피
음주 후 : 빼앗긴 수분과 함께 전해질 채우기, 본격 미네랄 보충하기, 간이 회복할 수 있도록 수면 시간 확보하기

✦

"당신은 이미 충분히 아름답다"

한때, 머리끝부터 발끝까지 비싼 걸 휘둘러야만 자신감이 생기던 시절이 있었다. 그게 날 더 완벽하게 만들어주는 것 같았다. (불과 몇 년 전임에도, 그때 사진을 보면 힘이 잔뜩 들어가 있던 내 모습이 꽤 낯설다.) 행사와 광고 촬영 스케줄이 쉴 틈 없이 이어졌고, 협찬 제품은 감당하기 어려울 만큼 집 안으로 밀려들었다. 나의 모습이 누군가에게는 화려함 그 자체로 보였을 것이다.

유튜브와 각종 활동으로 밤낮없이 바쁜 하루하루가 반복되었지만, 정작 나는 점점 에너지를 잃어갔다. 모든 게 귀찮아졌다.

그렇게 과하게 달아오른 열기는 빠른 번아웃으로 이어졌다. 명품으로 둘러싸인 행사들은 기대보다 피로를 더 많이 남겼고, 화

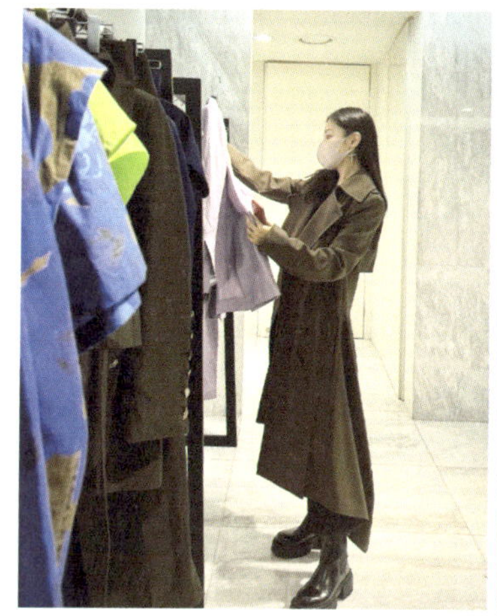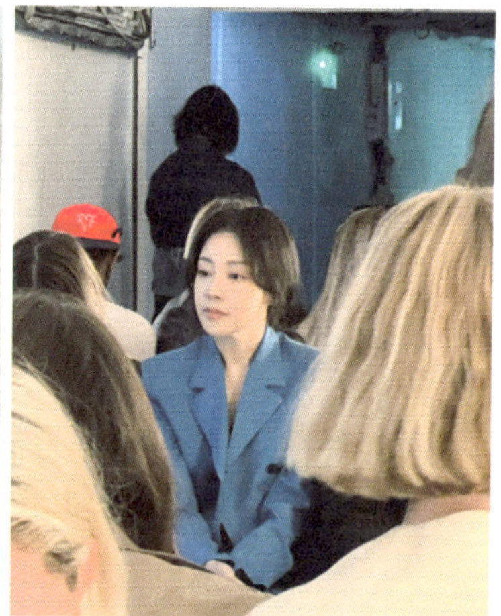

려한 자리 끝에는 설명하기 어려운 허무만 쌓여 갔다. 어느 순간부터는 많은 사람과 시선이 오가는 자리 자체가 버거워졌다. 결국 나는 모든 행사 초대를 거절했고, 각종 광고 촬영도 전부 멈췄다.

. . .

처음으로 가진 1년의 공백기. 그 시간 동안, 진짜 나를 위한 게 무엇인지 천천히 들여다보았다.

생각보다 나는 화려한 레스토랑보다 제철 안주를 파는 노상 술집이 편하다. 형식과 꾸밈이 있는 자리에선 말수가 줄어들고 집중력이 떨어지지만, 편안한 자리에서는 말도, 웃음도 많아진다.

어릴 적부터 익숙했던 호주 퀸즐랜드에서는 그런 내 모습이 더 또렷해지곤 했다. 자연이 가까운 그곳에서는 애써 무언가를 채우거나 꾸미지 않아도 하루가 한껏 충만하게 느껴졌다. 자연이 주는 느긋한 리듬 속에서 나는 비로소 내게 맞는 여유의 감각을 배웠다.

그 여유는 한국에서의 삶에도 긍정적인 영향을 주었지만, 현실은 조금 달랐다. 남의 시선을 받아야 하는 직업의 특성상 그런 삶의 방향은 말 그대로 '이질적'이었기 때문이다.

. . .

분명 나를 위해 선택한 비움의 시간이었으나 반짝이는 삶에 익숙해진 관성 때문이었는지, 혹은 이미 지쳐 있던 마음 때문이었는지, 내 안에서는 자꾸만 확신 없는 질문들이 올라왔다.

'화려함을 내려놓으면, 내가 초라해 보이지는 않을까…'

끊임없는 부정적인 질문에 잠식되어가던 어느 순간, 이런 생각이 스쳤다.

'자존감 하나로 여기까지 왔다고 믿었는데, 나조차 타인이 만

든 기준으로 스스로를 재고 있잖아!'

　그날 이후 나는 주위의 시선에서 한발 물러나, 내 기준으로 삶을 바라보기 시작했다. 내가 어떤 사람인지 이해하고 스스로를 믿게 되자, 타인의 시선에 대한 감각은 점점 흐려져 갔다. 더 이상 예전처럼 나를 흔들지 못했다. 그리고 진짜 나를 위한 이너뷰티 리추얼로 하루를 채워갔다. 그 결과, 지금의 나는 일상의 중심을 되찾았고 예전보다 훨씬 자유로운 마음으로 활동을 이어가고 있다.

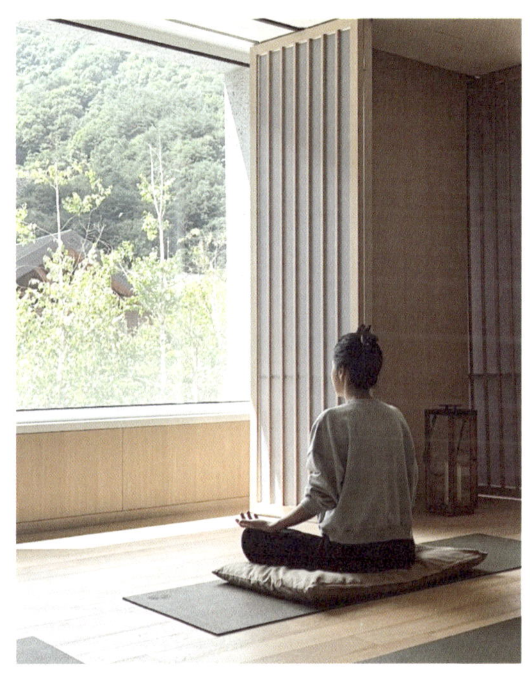

이제 나는 지금의 내가 좋다. 나답고, 편안하고, 자유롭다. 값비싼 무언가로 나를 꾸미지 않아도 사람들 앞에서 오히려 더 자신 있다. 애써 증명하지 않아도, 확신이 담긴 눈빛과 태도만으로도 충분히 단단한 사람이 될 수 있다는 걸 알게 되었기 때문이다.

이 책을 덮는 순간, 한 가지만 기억해 주길 바란다.

당신은 남의 시선이 아니라, 당신 자신의 기준으로 살아갈 자격이 있는 사람이라는 것. 이미 존재 자체로, 그리고 지금까지 살아온 시간만으로도 충분히 아름답고 존중받아 마땅한 사람이라는 것을.

부디 이 책이 흐르는 시간 앞에서 자신을 다그치기보다, 더 깊이 이해하고 더 믿어주는 계기가 되었으면 한다. 그 과정 속에서 자신만의 진짜 자유를 발견하고, 몸과 마음에 오래 남는 진짜 건강함에 닿게 되기를 바란다.

마지막으로 이 책을 읽는 모든 이에게, 진심을 담아 변함없는 응원을 전한다.

시간은 우리를 단지 나이 들게만 하는 것이 아니라, 더 단단하고 깊은 사람으로 만들어준다. 그러니 조급해하지 말고, 당신만의 속도로 걸어가길.

그 길 끝에서 당신은 결국, 가장 나다운 빛으로 환하게 빛나고 있을 것이다.

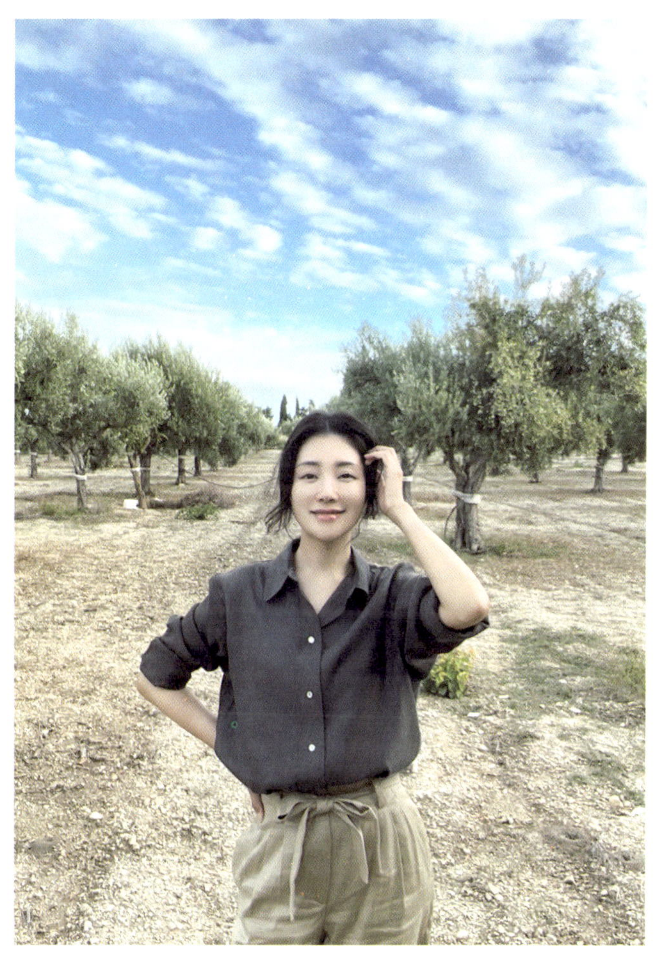

**Collect
43**

이너뷰티 리추얼

1판 1쇄 인쇄 2026년 4월 14일
1판 1쇄 발행 2026년 5월 4일

지은이 UNA(최윤하)
발행인 김태웅
기획편집 김유진, 정보영
디자인 정윤경
마케팅 총괄 김철영
마케팅 서재욱, 오승수
온라인 마케팅 양희지
인터넷 관리 김상규
제작 현대순
총무 윤선미, 안서현, 박혜림
관리 김훈희, 이국희, 김승훈, 최국호

발행처 ㈜동양북스
등록 제2014-000055호
주소 서울시 마포구 동교로22길 14(04030)
구입 문의 전화 (02)337-1737 **팩스** (02)334-6624
내용 문의 전화 (02)337-1734 **이메일** dymg98@naver.com